笔花医镜

清·江涵暾　原著

郭瑞华　点校

天津出版传媒集团

天津科学技术出版社

图书在版编目(CIP)数据

笔花医镜 / (清) 江涵暾原著; 郭瑞华点校. -- 天津
: 天津科学技术出版社, 2000.04 (2023.10重印)
（实用中医古籍丛书）
ISBN 978-7-5308-2548-8

Ⅰ. ①笔… Ⅱ. ①江… ②郭… Ⅲ. ①中医学:临床医
学-中国-清代 Ⅳ. ①R24

中国版本图书馆CIP数据核字(1999)第19391号

笔花医镜
BIHUA YIJING
责任编辑:胡艳杰

出	版:	天津出版传媒集团 天津科学技术出版社
地	址:	天津市西康路 35 号
邮	编:	300051
电	话:	(022) 23332695
网	址:	www.tjkjcbs.com.cn
发	行:	新华书店经销
印	刷:	天津印艺通制版印刷股份有限公司

开本 787×1092 1/32 印张 4.75 字数 53 000
2023 年 10 月第 1 版第 9 次印刷
定价:32.00 元

内容提要

《笔花医镜》又名《卫生便览》,系清·江涵暾原著。江氏名秋,字涵暾,号笔花,浙江归安人。嘉庆十三年(1808年)二甲第八十九名进士,官广东会同知县。素精医术,著《笔花医镜》。

全书共分四卷。卷一是四诊、八纲及外感内伤、虚劳等的辨证论治原则。卷二是脏腑证治。主要是内科杂病的论治原则及方药。以脏腑为纲,以十二经分部,以表里、虚实、寒热为目。先明病因病机,再叙证候表现,后列方药。药物均按功用分为温、清、补、泻四个队,义按药力之缓急分为猛将与次将两类。选方皆常用有效简便者。卷三为儿科病。卷四为妇产科病。

该书特点是:简明扼要,浅显易通,便于初学者以简驭繁。实为中医学习入门之著作。

　　本书据光绪八年（1882年）内江刊本重校排印，供初学中医者阅读之用。

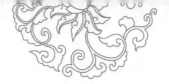

点校说明

　　《笔花医镜》又名《卫生便览》,是一部临床综合性医学著作,系清·江涵暾编著,约成书于清·道光四年(1824年)。

　　江氏名秋,字涵暾,号笔花。浙江归安(今浙江吴兴县)人,侨居禾中。生卒年未详,约生活于嘉庆至道光年间。嘉庆十三年(1808年)中进士,曾任广东会同县知县,素精岐黄之术。后因病退隐,家贫难以自存,遂以医道糊口。著《笔花医镜》一书,旨在使学医者以简驭繁,融汇贯通;使患者按病索方,因方制药。因此,简明扼要、通俗易懂是该书最显著之特点。实为初学中医者登堂入室之阶梯。

　　《笔花医镜》全书共四卷,凡五万余

字,包括四诊八纲、辨证论治原则、内科、妇科、儿科等内容。内科以脏腑为纲,以十二经分部,以表里、寒热、虚实为目,先叙病由,次评证候,后列方药。药物以寒温补泻四类列队,每队又按功力之缓急分为猛将与次将。所选之方皆简便易行方剂。儿、妇两科,则以病证为目,取诸家之精言,融汇而折衷之。故徐思温评曰:"其能洞悉病能、恪守病机,明引比类,各司其属。旨以约而精,言以显而达。"

《笔花医镜》成书后,经江兆奎、杨持平订注,始付梓刊行。因此,存世之《笔花医镜》各版本,均包括原文与注文两部分内容。该书实用性强,流传极广,自道光至光绪年间,先后刊印70余次。考其版本源流,大致可分为三大系统:一是道光四年原刻本系统;一是道光十四年钟承露刻本系统;一是咸丰六年河南徐惺斋刻本系统。道光二十四年，李天锡据钟承露刻本重刊，后世又据李天锡刻本多次翻刻，故该版本系统流传最广。

本次整理，以光绪八年内江徐思温翻刻河南刻本为底本，以道光二十四年李天锡翻刻钟承露刻本为主校本（简称李本），以光绪二十年延清崇文坊翻刻李天锡刻本为参校本（简称崇文坊本）。另外，卷四妇科部分内容，又参校了《医学心悟·妇人门》。对校勘所遇问题依下列原则处理。

一、采用现代标点方法，对原书进行了重新句读。将繁体竖排格式改为简体横排。异体字改为通行字。

二、凡底本与校本互异，显系底本有误者，据校本改正之，出校说明。

三、凡底本与校本互异，若难以定夺是非者，保持底本原文，出校将校本异文列举，以供读者参考。

四、凡校本有误者，不予处理。

五、若底本与校本文虽一致，但显系错误者，以文理医理正之，改正原文，出校说明。

六、原文卷三儿科、卷四妇科之目录，移于书前总目录中。总目录过于简略，据原文详细增补。

由于点校者水平所限，错误之处在所难免，敬请广大同道批评指正。

郭瑞华

1997 年 12 月于泉城

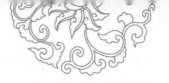

徐　序

　　昔陆宣公晚年好医，有集解之录。苏沈内翰有良方之著。范文正公有不为良相则为良医之语。信夫医寄于药，药定于方。以五行百产之精，补寒暑阴阳之偏驳。复以精思积学，神明而运化之。此古昔方书所历久弥新也。余自弱冠，识江君笔花于岭表。见其求民瘼，省疾苦，休养生息，良吏也。而良医之道寓焉。及解组后，汇其生平得力之学，与经验之方，以自成一家言。岭峤东西得此以全活者，几于恒河沙数。嗣予服官豫中，地少医药，间有偶染微疴，又往往为庸医所误。乃出所藏《笔花医镜》以示友好，则已应响若神。仁人之利，洵将十世赖之。丙辰春，执殳皖豫之间几半载，士卒蒙犯霜露，感受秽湿疾病，颇多羽书。旁午之时，医药咸匮，即以此编，问疾授方，无不脱手奏功。军中奉为救命书，苏生者不可数计。迄夏杪巡车小憩，亟为刊刻，以传江君之德，且贻后世之休。忆昔珠江侍养时，予与江君为先后，进其生平心血，萃于此编。今其遗书得彰彰在人耳目，且使舟车所至，咸被其施，是江君种德之心，又由岭表而遍于寰宇矣。至其书中别男妇、分脏腑、定药性之利弊、明方剂之重轻，荟萃历代医书精蕴，以成是书。不特病者按方制药，仁寿同登，且使医者融会贯通，规矩寓巧。其用心之苦，洞见之精，无论知医与不知医，罔不了如指掌，更不待予之觇述也。是为序。

咸丰六年岁在丙辰六月既望　番禺徐继镛惺斋甫撰并书于开归道署之滋兰书塾

医镜辨言

上古《经》法自黄帝，祖述羲农。二皇遗经，先师鬼臾区、僦贷季传之。凡病之幽显既位，寒暑弛张，可证之《上经》《下经》以及《从容》《大要》。而医之脉法、脉要、病能、病机，无不毕具于三世之书。后世之以医名者，术有所授，言有足征，复了然于心藏口传之秘奥。而私淑之各著为书，自成一家言。医学由是益盛，医书由是益繁。毗阴毗阳，两家各出其师心，互相抵牾，致使《内经》之精意，榛芜于支辞蔓说。呜呼！亦已久矣。余闵然忧之，虑粗工嘻嘻，无由跻斯民于仁寿也。此闻诸江南名孝廉吟樵沈伯岳曰：求医道于今世，能撷兰灵之精微，泄玉版之衍奥，以讨源于先师之心法，而有功于医道，有济于民生，出其所见，以归于简易，而不悖于三世遗经之理者，则莫如武林江先生

《医镜》一书。其洞悉病能，恪守病机，明引比类，各司其属，旨以约而精，言以显而达，徇医学之纲领，医书之大要也。读笔花书，有不廓蒙翳、豁心目者寡矣。或者以浅达蒙存之书忽视之，不亦傎乎！宋史崧之序《灵枢》之言，曰：为医者，不可不读医书。夫果读之而通其意，朗朗然昭晰于象而不蔽于心镜之虚灵，又何至以药试人，以人试技，如董浦杭君所讥哉！爰出惺斋伯父所藏本，付诸剞劂氏，以广其传，并以俟当世能读医书而心稽上古经法者取证焉。

光绪八年季春月权内江县事　徐思温辨言

自　　序

　　天下之至变者,病也;天下之至精者,医也。欲极其精以穷其变,虽千万言不足以发明其绪。是以歧、雷、贷季而后,名家辈出,议论纷如。而合诸病情变幻,有难以按图索骥者。暾何人斯? 而敢以一二浅言,谓足以罄乃事乎! 然至变者病,而可见者恃乎形;至精者医,而可据者恃乎理。以形求理,即以简驭繁。达乎此,通乎彼,固有千万言所不能尽,而一二语足以赅之矣。暾自中岁究心医学,往来于江浙之间,深知其难,亦不敢自安于拙。迨服官东粤,学渐荒芜。而习见此邦医士,如文家相题布局,理法未清,其何以司活人之柄耶? 病家固不甚讲求,但以神鬼为福,即偶延医诊,而默受其误者,亦终莫之知,是诚不服药为良矣,可慨也夫。暾久思引救,碍于官箴。兹将引退还山,略举其要，镌为一编。俾人人得有简要之方，偶遇一症，自可按对病情，审为何脏何腑，是阴是阳，不乖乎表里虚实寒热之真，即知为心肝脾胃肺肾之疾。症既洞澈，药自效灵，较诸受命于瞽①，以身为鹄②者，其损益可昭然判也。诚愿有志者熟玩是编，据为要领，而旁参诸大家之说，自可一览了然。将近以事亲，远以济众，于生灵不无稍补焉。是为序。

时道光四年孟夏之月上浣浙江归安江涵暾自序

---

① 瞽（gǔ）：瞎眼，后用来比喻人没有观察能力。《荀子·劝学》："不观气色而言谓之瞽。"

② 鹄（gǔ）：箭靶的中心。《礼记·射义》："故射者各射己之鹄。"孙希旦集解："鹄者，侯之中射之的也。"

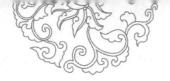

例 论

数页书岂能疗千万病，然有纲举目张之法。盖病总由脏腑，总不外虚实寒热。审知其为何脏何腑之虚症、实症、寒症、热症，而联其病类以集之，则药归同路，疗一病可，疗千万病亦无不可，固不在多立病名，多立方书也。此所谓镜也。

凡人不愿知医者，以卷帙浩繁，见而生畏，不知从何学起也。兹但言其现何病象，系何脏何腑，作何治法，寥寥数语，亦易知矣。其一切经络源委，概不缕叙，避繁赜也。若欲究其全，则自有诸名家书在。

用药如用兵，须量其材力之大小。盖有一利，即有一弊。如大补大攻、大寒大热之品，误用即能杀人。各部后分为猛将、次将，俾阅者不敢轻用，即用亦必斟酌分量，庶知利害。

人生一小天地。病之轻者,如日月之食,不转瞬自必回和,断不可轻易服药,恐益乎此,则损乎彼也。曀阅历既久,悉知其故,宁受众怨,不轻徇情。此事如老将临阵,大贾航海,愈历炼而愈知畏耳。

是书浅近,说法别无精意,不过愿人人稍知医理,不为庸医所误,以延寿命。且乡僻间不及延医者,亦可对症自医,取其便耳。至医家读书少而阅历浅者,得此亦有头绪,稍知把握,便可活人。

医家首在立品。古人云:行欲方而智欲圆,心欲小而胆欲大。人之性命在我掌握中,专心揣求,尚虞有失,此事岂同儿戏乎? 若一涉利心,则贫富歧视,同道相攻,伪药欺售,置人命于脑后矣。试仰观苍苍者何物耶。而为病家者,亦宜以上宾礼貌相待,须思此人为我父母妻子救命而来,并非剃头剔脚者,可任我招之来麾之去也。

是编总挈之处用"□",分析病由用

"△"，证明病状用"、"，切要处用"○"。①

是编大半采仲景、东垣、景岳、钟龄诸家之说，亦述而不作之意。

凡古人立方，寓有精意，然断不可呆用。余尝见浅医未经阅历，遇暑倦辄用清暑益气汤，而不知黄芪之闷；遇热喘辄用生脉散，而不知五味子之敛。卒至暑热伏留，缠绵床蓐而毙，甚可哀也。他如六味地黄汤及麻黄汤、桂枝汤等，必须斟酌万稳而进，或用次将之品代之。否则，一误之下，不可挽回，归咎古人，古人岂任受哉。

---

① 是编总挈……切要处用：李本、崇文坊本无此 22 字，疑为衍文。

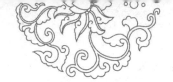

目　　录

卷 之 一

诊 脉 歌

病人双腕仰,高骨定为关。依①掌后之高骨定为关脉。寸脉量虎口,尺脉准臂弯。关前距虎口一寸,故曰寸;关后距臂弯一尺,故曰尺。左寸心包络,左关胆与肝。左尺司何职,膀胱肾系焉。右寸胸中肺,胃脾属右关。要知大肠肾,右尺自昭然。

口鼻一呼吸,脉来四五跳,此是无病者,平和气血调。三至为迟候,六至作数教。迟则寒之象,数则热之标。一二寒愈盛,七八热更饶。

轻举得皮面,表邪脉故浮。若是病在里,重取须沉求。洪长征实健,细弱识

---

① 依,李本作"住"字。

虚柔。水湿并痰饮,滑利又弦道。紧促气内乱,伏涩气凝留。妊娠中止代,失血中空芤。代脉中止,芤脉中空。只此尚易见,其他渺以幽。

望 舌 色

舌者心之窍,凡病俱现于舌,能辨其色,症自显然。舌尖主心,舌中主脾胃,舌边主肝胆,舌根主肾。假如津液如常,口不燥渴,虽或发热,尚属表症。若舌苔粗白,渐厚而腻,是寒邪入胃,挟浊饮而欲化火也,此时已不辨滋味矣,宜用半夏、藿香。苔厚腻而转黄色,邪已化火也,用半夏、黄芩。若热甚失治则变黑,胃火甚也,用石膏、半夏。或黑而燥裂,则去半夏,而纯用石膏、知母、麦冬、花粉之属以润之。至厚苔渐退,而舌底红色者,火灼水亏也,用生地、沙参、麦冬、石斛以养之,此表邪之传里者也。其有脾胃虚寒者,则舌白无苔而润,甚者连唇口面色俱痿白,此或泄

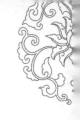

泻，或受湿，脾无火力，速宜党参、焦术、木香、茯苓、炙草、干姜、大枣以振之。虚甚欲脱者，加附子、肉桂。若脾热者，舌中苔黄而薄，宜黄芩。心热者，舌尖必赤，甚者起芒刺，宜黄连、麦冬、竹卷心。肝热者，舌边赤或芒刺，宜柴胡、黑山栀。其舌中苔厚而黄者，胃微热也，用石斛、知母、花粉、麦冬之类。若舌中苔厚而黑燥者，胃大热也，必用石膏、知母。如连牙床唇口俱黑，则胃将蒸烂矣，非石膏三四两，生大黄一两，加粪金汁、人中黄、鲜生地汁、天冬麦冬汁、银花露大剂之投不能救也。此唯时疫发癍及伤寒症中多有之。余尝治一独子，先后用石膏至十四斤余，而癍始透，病始退。此其中全恃识力。再有舌黑而润泽者，此系肾虚，宜六味地黄汤。若满舌红紫色而无苔者，此名绛舌，亦属肾虚，宜生地、熟地、天冬、麦冬等。更有病后舌绛如镜，发亮而光，或舌底嗌干而不饮冷，此肾水亏极，宜大剂六味地黄汤投之,以救其津液,方不枯涸。

望闻问切论

　　望者,看形色也。闻者,听声音也。问者,访病情也。切者,诊六脉也。四事本不可缺一,而唯望与问为最要。何也?盖闻声一道,不过审其音之低响,以定虚实;嗽之闷爽,以定升降。其他则无可闻也。切脉一道,不过辨其浮沉以定表里;迟数以定寒热;强弱以定虚实。其他则胸中了了,指下难明。且时大时小,忽浮忽沉,六脉亦难定准。故医家谓据脉定症,是欺人之论也。惟细问情由,则先知病之来历;细问近状,则又知病之深浅。而望其部位之色,望其唇舌之色,望其大小便之色,病情已得八九矣。而再切其脉,合诸所问、所望,果相符否,稍有疑义,则默思其故,两两相形,虚与实相形,寒与热相形,表与里相形,其中自有把握之处,即可定断。慎斯术也以往,其无所失矣。

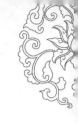

表里虚实寒热辨

　　凡人之病,不外乎阴阳。而阴阳之分,总不离乎表、里、虚、实、寒、热六字尽之。夫里为阴,表为阳;虚为阴,实为阳;寒为阴,热为阳。良医之救人,不过能辨此阴阳而已;庸医之杀人,不过错认此阴阳而已。假如发热恶寒,鼻塞咳嗽,头痛脉浮,舌无苔,口不渴,此病之在表者也;如或潮热恶热,口燥舌黄,腹痛便涩,脉沉,此病之在里者也。假如气短体弱,多汗惊悸,手按心腹,四肢畏冷,脉来无力,此病之本虚者也;若病中无汗,或狂躁不卧,腹胀拒按,脉实有力,此病之又实者也。假如唇舌俱白,口不渴,喜饮热汤,鼻流清涕,小便清,大便溏,手足冷,脉迟,此病之患寒者也;若舌赤目红,口渴喜冷,烦躁,溺短便秘,或唇燥舌干,此病之患热者也。凡此皆阴阳之分也。至于邪盛正衰,阴虚火亢等,由又阴中之阳,阳中之阴,其间毫厘千里，命在反掌，辨之者安得而不慎。

表治宜发散也。如初感风寒，发热头痛，但用苏梗一钱五分，荆芥一钱五分，防风一钱，川芎一钱，甘草五分，生姜二片以散之。头痛甚，加羌活六分；如鼻塞，或流清涕，加半夏一钱五分，茯苓、陈皮各一钱；如咳嗽，则加桔梗七分，杏仁三钱，前胡一钱之类。一剂得汗而热即退，不必再服。但避风寒，忌油腻。未得汗则再剂而止。若寒热往来，欲作疟状，宜用柴胡八分，酒芩八分，赤芍一钱，制夏①一钱五分，甘草五分，大枣三枚，生姜三片以和之。虚者加防、党二钱。此其症在表，切勿妄用枳壳、神曲、麦芽消导之药，引邪入内。

里治宜归经也。有虚实，有寒热，宜辨其病在何脏腑而治之，法详脏腑门。惟喜怒忧思悲恐惊谓之七情，此里症之最难治者，但宽其心而药始效，否则无益也。然症在于里，大忌发散，散之则虚者汗脱，热者煽炽，医家动辄用表，可惧哉。

———————

① 制夏：李本作制半夏。

虚治宜补也。然有阴虚,有阳虚。血虚者为阴虚,宜补其血。轻者用生地四钱、首乌二钱、归身一钱五分、酒芍一钱五分、炙鳖甲三①钱、稆豆皮三钱、海参三钱、北沙参三钱之类;重者用熟地五钱、枸杞三钱、五味七分、萸肉一钱、菟丝一钱以填之。气虚者为阳虚,宜补其气。轻者用党参三钱,白术二钱,山药二钱,茯苓一钱五分,炙草六分,红枣六枚,生姜一片之类;重者用人参一钱,黄芪一钱五分以振之。气欲脱则并加附子二钱,干姜二钱以回阳。若气血兼虚,则阴阳并补,八珍汤、十全大补汤,皆圣药也。

实治宜泻也。心有火邪②,肺有风寒,脾有食积、虫瘕、湿热,肝有郁怒之气,胆、胃、包络、膀胱、大小肠各能受邪,皆为实症,治法详各脏腑门。然治实以速为功,苟迁延日久,病未去而元气虚,则难以消导矣。

寒治宜温也。寒在表则恶风寒,宜苏叶一钱,藿梗二钱,荆芥、防风各一钱,前胡一钱五分,杏仁三钱,生姜三片之属,以散其邪;甚

① 三:李本作"二"。
② 火邪:李本作邪火。

则桂枝五分，麻黄五分，细辛六分。寒在里则喜热汤，宜制夏二钱，藿香一钱五分，焦术一钱五分，制朴一钱，吴茱萸八分，焦谷芽三钱，煨姜二片，砂仁二粒之属，以暖其中；甚则附子六分，肉桂六分，干姜六分。凡寒症，唇舌必白，脉迟，便利，腹或冷痛，一投寒凉，入口立脱，慎之。

热治宜凉也。然热症有实火，有虚火。实火之症，或因外感，或因内郁所致，宜分脏腑治之。火之微者，黑山栀一钱五分，石斛三钱，地骨皮二钱，青蒿一钱五分，丹皮一钱，连翘一钱五分，麦冬二钱，花粉一钱五分，银花三钱，竹叶五分，灯心一握之属；甚者加黄连七分，黄芩一钱五分，或石膏四钱，知母一钱五分；极甚则用大黄一钱五分，龙胆草七分等。虚火之症，或阳虚外热，口不渴，唇不红，脉不数，宜四君子汤，以补其阳；若[①]阴虚内热，舌或绛，头或痛，目或干，过午便热，宜四物汤、六味地黄汤，以补其阴。

---

① 若：李本作补。

内伤外感杂治说

前言表、里、虚、实、寒、热六字，病已尽在其中矣。而表里之中，又有内伤、外感之治焉。内伤者，里症也，而有气、血、痰、郁四字之分；外感者，表症也，而有风、寒、暑、湿、燥、火六字之别。再详其治法，医无余蕴矣。

内伤：一曰气。气虚者，四君子汤；若气实而滞者，宜香苏散、平胃散。二曰血。血虚者，四物汤；若血实而凝者，宜手拈散。三曰痰。痰轻者，二陈汤、六君子；若顽痰胶固，变生怪症，或停饮膈间，宜滚痰丸、小半夏加茯苓汤之类。四曰郁。凡喜、怒、忧、思、悲、恐、惊皆能致郁。郁小者，越鞠丸、逍遥散；若五郁互结，腹膨肿满，二便不通，宜神佑丸、承气汤之类，此内伤之治也。

外感：一曰风。真中风是也，非表治中之偶感风寒也。风有中腑、中脏、中血脉之殊。中腑者，与伤寒同，太阳，用加味香苏散，阳明，用葛根汤，少阳，用小柴胡汤；中脏者，眩仆昏冒，痰声如锯，内有热风、寒风二种。热闭则先用搐鼻散，次以牛黄丸灌之，便结胀用三花汤；冷脱则汗珠头摇，以附子理中汤急救之，或三生饮；中血脉者，口眼㖞斜，半身不遂，大秦艽汤加竹沥、姜汁、钩藤。二曰寒。伤寒是也。寒在表，则与风之中腑治同；寒入里，用附子理中汤法，详《伤寒论》。三曰暑。暑轻者，但烦渴，益元散足矣；暑重者汗喘昏闷，消暑丸灌之。寒包暑者，头痛恶寒而烦渴，四味香薷饮加荆芥、秦艽；若暑天受湿而霍乱，藿香正气散主之；更有干霍乱症，吐泻不得，俗名绞肠痧，粥饮入口即败，危症也，陈香圆煎汤救之。四曰湿。或受潮，或食冷，面黄身重，平胃散治之；若黄疸则目溺色黄，茵陈大黄汤、茵陈五苓散、茵陈姜附汤；若发肿，五苓散、五皮饮；若渗入筋络，肩背臂痛，用秦艽天麻汤、蠲痹汤。五曰燥。此症惟秋冬时久晴有之，而嗜鸦片者更易犯。其症鼻干口渴咽痛，舌燥目火，便闭①干热，不宜发表，宜用生地、天冬，麦冬、花粉、沙参、元参、归身、梨藕蔗汁之类以润之。六曰火。

---

① 闭：李本作秘。

治法详于前热治中，更审其脏腑，投凉则得矣。然中寒则暴痛，中暑则猝闷，中湿则痰塞，中火则窍闭，皆能猝然昏倒，非中风而似中风，谓之类中，勿概作中风治。此外感之治也。

伤寒证治

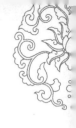

伤寒之症，与春温、夏热不同。温热症头痛发热，必不恶寒而口渴。若伤寒则异是，其症由表而入里。初起时邪在太阳膀胱经，则头痛恶寒，发热脉浮，宜加味香苏散，或桂枝汤、麻黄汤、柴葛解肌汤。继传阳明胃经，则目痛鼻干，唇焦不渴，宜葛根汤。再传少阳胆经，则目眩耳聋，胸满胁痛，口苦，寒热往来，头汗，脉弦，宜小柴胡汤。此三阳传经之表症也。失治则传入三阴矣，其传入太阴脾经者，则腹满痛，下利，脉沉，宜大柴胡汤。其传入少阴肾经者，口燥咽干痛，利清水，目不明，危矣，宜小承气汤、大承气汤。至传入厥阴肝经者,小腹满,舌卷囊缩,厥逆,用大承气汤,或有得生者。亦有不传三阴,而传入太阳脾腑①者,则口渴、溺赤,宜五苓散。传入阳明胃腑者,则谵语狂乱,燥渴、便闭,转失气,自汗、不得眠,宜白虎汤、调胃承气汤。以上为传经伤寒,因寒化火也。其有初起寒邪直中三阴者,其症腹冷痛,吐清沫,利清②谷,蜷卧肢冷,囊缩吐蛔,舌黑而润,脉沉细,此寒症也。中太阴脾,理中汤;中少阴肾,四逆汤;中厥阴肝,白通加猪胆汁汤。急投勿缓,此系医中第一要症,故专论之。

虚劳论治

虚劳之症,大症也。固由真阴亏损,虚火铄金而然,而其始大半由于外感,感邪在肺,则作咳嗽,治失其宜,则咳不已。久咳则伤肺金。金伤不能生水,则肾水日

---

① 太阳脾腑:李本作"太阴脾腑"。

② 清:崇文坊本作"完"。

枯，肾火日炽，上灼于肺，再复嗜色欲，受外邪，以竭其水，而虚劳成矣。间有本元不足，思虑太过，而心血耗，心火旺，肾水干，肺金痿者。其受病不同，及其成劳一也。此等症多见吐血痰涌，发热梦遗，经闭，以及肺痿肺疽，咽痛音哑，侧卧，传尸鬼注诸疾，唯在屏弃一切，不近女色，调饮食，慎风寒，息嗔怒，静养二三年，服药可，不服药亦可，自然生机徐转，复其天和，非旦夕所能效也。然既有症，必有治。列方备择，仍在其人之能自养耳。

咳嗽初起，用止嗽散加苏梗以散之；如或不已，变生虚热者，佐以团鱼丸；若病势渐深，更佐以月华丸；若吐血，先用四生丸，继用生地黄汤、逍遥散之类；元气虚，五味异功散；如气血虚而发热，八珍汤、人参养荣汤均可；咽痛，用百药煎散；音哑，用通音煎；如遗精，用秘精丸；经闭，泽兰汤；至五脏虚损，则补天大造丸。用药之法，不过如斯而已。此症十存一二，其能存者，皆自养之功，非药力也。

疫痢疟肿论治

疫痢疟三症最多,肿最难治,故合提而论。疫有由天时者;有由人染者。由天时则邪从经络入。为头痛,发热,咳嗽;颈肿发颐,大头天行之类,用香苏散、普济消毒饮治之;由人染则邪从口鼻入,为憎寒壮热,胸膈满闷,口吐黄涎之类,用神术散、藿香正气散治之。此两路之邪.若传入脏腑,渐至谵语腹胀,唇焦口渴者,宜治疫清凉散、承气汤治之。总不越乎发散、解秽、清热①、攻下四法而已。痢症则生死所关,良由夏秋之际,暑热在中,而为风寒生冷所遏,火不得舒,迫而为痢也。热者为赤,寒者为白,热伤血分者为赤,寒伤气分者为白。初起时不宜妄攻,宜葛根治痢散以解之;余邪未已,里急后重,则用治痢奇方以清之;腹胀痛,有坚积,则用朴黄丸下之;日久脾虚,五味异功散加白芍、黄

---

① 热:李本作"中"。

连、木香清补之；气虚下陷者，补中益气汤升提之；如邪秽塞胃，呕逆不食者，开噤散启之，此一定之治法也。疟则轻于痢矣。寒邪入内，阴阳相搏，初起寒热往来，用香苏散逐之，随用小柴胡汤和之；三四发后，止疟丹加白蔻仁、醋炒鳖甲以截之；久疟元虚，六君子汤加柴胡补之；中气下陷，补中益气汤举之，此易治也。唯肿胀一症，目胞与足先肿者，水也。先腹大后四肢肿者，臌胀也。鼓胀症，用和中丸，虚者，白术丸。水肿症，四肢肿而腹不肿者，表也；腹亦肿者，里也。腰以上肿，邪在表也，宜汗，五皮饮加苏叶、秦艽、防风、荆芥；腰以下肿，邪在里也，宜利小便，五皮饮加赤小豆、赤苓、泽泻、车前、草薢、防己。且烦渴便闭者，阳水，热也，五皮饮加连翘、黄柏、黄芩；不烦渴者，阴水，寒也，五皮饮加附子、干姜、肉桂。先肿而后喘，或但肿而不喘者，胃经蓄水也，五皮饮照前加减治之；若先喘而后肿者，肾经聚水也，金匮肾气

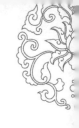

丸治之。此症最难收功，慎勿误治。更有中风后热伤经络，足不任地，腿肿胀痛者，此脉痿也。用苍术、黄柏、苓、连、冬、斛、归、地、苡、膝、寄生、萆薢、丹参之类。又有肿痛在脚，名曰脚气，风湿胜[1]也，用槟榔、防己、秦艽、天麻、独活、牛膝、桑枝、木瓜之类。

首卷列方

[六味地黄汤]　滋水制火，专治血虚。亦可为丸。

大熟地四钱　山萸肉　山药各二钱　丹皮　茯苓　泽泻各一钱五分

[八珍汤]　治气血并虚。

即四君、四物相并。

大熟地四钱　西党参三钱　白术　当归各二钱　茯苓二钱　白芍一钱五分　川芎一钱　炙甘草五分

加大枣二枚。

———————————

① 胜：崇文坊本作"甚"。

[十全大补汤]　治阴阳并虚而畏冷。

即八珍汤加黄芪二钱,肉桂六分。

[四君子汤]　治气虚脾胃不足之症。

人参三钱　土炒白术二钱　茯苓二钱
炙甘草五分

加生姜二片,大枣三枚。

古方用人参,如无力,以西党参代之。

[六君子汤]　治气虚挟痰。

即四君子汤加制半夏一钱五分,陈皮
一钱。

[香砂六君子汤]　治胃寒吐泻。

即六君子汤加木香一钱,砂仁二粒。

[五味异功散]　治气虚。

即四君子汤加陈皮一钱。

[四物汤]　治血虚肝肾不足之症。

大熟地四钱　归身　白芍各二钱　川芎
一钱

[香苏散]　治时邪感冒,头痛发热
等症。

苏叶一钱五分　陈皮　香附各一钱二分

荆芥　秦艽　防风　蔓荆子各一钱　川芎五分　甘草七分

加生姜三片。

[平胃散加减]　治脾胃不和,胀满、呕吐、霍乱症等。

藿香一钱五分　厚朴一钱二分　苍术八分　陈皮一钱

[二陈汤]　治肺胃寒痰。

制半夏　陈皮　茯苓各一钱五分　炙草八分

加生姜一片,枣二枚。

[手拈散]　治血滞,心腹作痛。

元胡索醋炒　五灵脂醋炒　草果　没药各等分

上为细末。每服三钱,热酒调下。

[滚痰丸]　治老痰变生怪症。

大黄　炒黄芩各四两　青礞石　沉香各三钱　辰砂二钱

以水为丸,辰砂为衣。每服一二钱,开水下。

[小半夏加茯苓汤]　治饮停膈间。加苍术更效。

半夏姜炒　白茯苓各三钱　炙甘草一钱
生姜三片

[越鞠丸]　治郁膈痞满。

香附　山楂　炒神曲　炒麦芽　川芎　苍术　炒栀子各等分

上为末，水调丸，如桐子大。每服五七十丸，开水下。

[逍遥散]　治肝经血虚木郁。

柴胡　甘草　茯苓　白术　当归
白芍　丹皮　黑山栀各一钱　薄荷五分

[神佑丸]　治沉积变病，气血壅滞，湿热风痰郁结。

黑丑二两　大黄一两　芫花　大戟
甘遂各五钱　轻粉一钱

上为末，用皂角去籽，煎浓汤糊丸。每服必泻，勿可轻用。

[大承气汤]　治邪热闭结或食积坚硬。宜下之。

大黄三钱　枳实一钱五分　厚朴一钱
芒硝三钱

[小承气汤]　治症稍缓。

即前大承气汤去芒硝。

[葛根汤]　治邪传阳明，以此解肌。

葛根二钱　升麻　秦艽　荆芥　赤芍
各一钱　苏叶　白芷各八分　甘草五分　生
姜二片

[小柴胡汤]　治寒热往来，少阳疟
疾，口苦耳聋，胸满胁痛。

柴胡二钱　赤芍一钱五分　甘草　半夏
各一钱　黄芩一钱五分　人参五分　生姜二片
大枣三枚

[搐鼻散]　治一切闷症，不省人事，
吹入鼻中，有嚏者生。

细辛　皂角各一两　生半夏五钱

上为细末，入磁瓶，勿泄气。

[牛黄丸]　治中风痰火闭结，或喘嗽
痰壅，不省人事。

牛黄　麝香　龙脑以上各六钱，另研　羚

角　当归　防风　黄芩　柴胡　白术　麦冬　白芍各七钱半　桔梗　茯苓　杏仁　川芎　大豆黄卷　阿胶各八钱五分　蒲黄　人参　神曲各一两二钱五分　雄黄另研,四钱　甘草二两五钱　白蔹　肉桂各三钱七分　干姜三钱七分　犀角一两　山药三两五钱　大枣五十枚　金箔一百五十片,为衣

上为细末,炼蜜同枣膏丸,每两作十丸,金箔为衣。

[三化汤]　治中风入脏,热极闭结。

厚朴　大黄　枳实　羌活各一钱五分

水煎服。

[附子理中汤]　治脏寒将脱之症,用以回阳。

人参　白术各二钱　附子　干姜　炙甘草各一钱

[三生饮]①　治寒风中脏,六脉沉细。

生南星　生乌头　生附子各一钱五分　生姜五片　生木香五分

_____

① 三生饮:崇文坊本作"五生饮"。

此方用人参两许同投更有益。

[大秦艽汤]　治风中经络,口眼歪斜等症。

秦艽一钱五分　炙草　川芎　当归　芍药　生地　熟地　茯苓　羌活　独活　白术　防风　白芷　黄芩各八分　细辛二分

如阴雨,加生姜三片同煎。

[益元散]　利窍清暑。

甘草一两　滑石六两①

[消暑丸]　治中暑昏闷。

制半夏四两　茯苓　甘草各二两

共为末,生姜汁糊丸。

[四味香薷饮]　治风寒闭暑之症。

香薷　扁豆　厚朴各一钱五分　炙甘草五分

若两足转筋,加木瓜、茯苓。

[藿香正气丸②]

---

①　六两:此后李本有"共研极细末,冷开水调服"10字。

②　丸:李本作"散"。

藿香　砂仁　厚朴　茯苓　紫苏
陈皮各一钱　白术　制半夏　桔梗　白芷
各七分　炙甘草五分

[茵陈大黄汤]　治黄疸热闭。

茵陈三钱　栀子　大黄各二钱

[茵陈五苓散]　治阴黄小便不利。

茵陈　白术　茯苓各一钱　猪苓　泽
泻各七分　薄桂①五分

[茵陈姜附汤]　治阴黄小便自利。

茵陈一钱　白术三钱　附子　干姜各五
分　炙草一钱　肉桂三分

[五苓散]　治小便不通。

茯苓三钱　猪苓　泽泻各八分　白术一
钱五分　桂枝一钱

[四苓散]　治伏暑,小便不通。

即五苓散去桂枝。

[五皮饮]　治胃经蓄水,发为水肿。

大腹皮　茯苓皮　陈皮　桑白皮各一
钱五分　生姜皮八分

---

①　薄桂:李本作"薄荷"。

[秦艽天麻汤]　治寒湿入络,肩背臂痛。

秦艽一钱五分　天麻　羌活　陈皮　当归　川芎各一钱　炙草五分　生姜三片　炒桑皮三钱

挟寒加桂枝。

[蠲痹汤]　治风寒湿三气成痹。

羌活　独活各一钱　桂心五分　秦艽一钱　当归　桑枝各二①钱　川芎七分　海风藤三②钱　炙甘草五分　乳香　木香各八分

[桂枝汤]　治太阳中风寒。

桂枝　芍药．生姜各一钱五分　甘草炙一钱　大枣四枚

[麻黄汤]　治太阳伤寒无汗。此方宜于西北。

麻黄四钱　桂枝二钱　甘草炙一钱　杏仁十二枚

[柴葛解肌汤]　治温热症,发热头

---

①　二;李本作"三"。
②　三:李本作"二"。

痛,不恶寒,与伤寒异。

柴胡一钱二分　葛根一钱五分　赤芍
知母各一钱　贝母一钱　生地二钱　黄芩
丹皮各一钱五分　甘草五分

[大柴胡汤]　治伤寒邪入太阴。

柴胡一钱五分　半夏七分　芍药二钱
枳实一钱　大黄二钱

[白虎汤]　治阳明胃腑大热。

生石膏五钱　知母三钱　甘草二钱　粳
米一撮

若热甚者,倍之。

[调胃承气汤]　治胃热谵语便闭,绕
脐硬痛。

大黄三钱　芒消二钱　甘草五分

[四逆汤]　治少阴中寒,肢冷厥逆。

附子五钱　干姜五钱　炙甘草二钱

[白通加猪胆汁汤]　治阴盛隔阳,热
药不入。

附子五钱　干姜五钱　葱白二钱　人尿
半杯　猪胆汁五茶匙

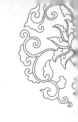

[止嗽散]　　治一切咳嗽。

桔梗　荆芥　紫菀　百部　白前各二
斤　甘草炙十二两　陈皮一斤

共为末。每服三钱。初感风寒，生姜
汤下。

[团鱼汤①]　　治久咳将成痨瘵。

川贝　知母　前胡　柴胡　杏仁各四
钱　大团鱼一个重十二两以上者，去肠

上药与鱼同煮熟，取肉连汁食之。

将药渣焙干为末，煮鱼骨汁为丸，如
桐子大。麦冬汤日下三服。

[月华丸]　　滋阴保肺平肝，为治痨之
圣药。

天冬　麦冬　生地　熟地　山药
百部　沙参　川贝　真阿胶各一两　茯苓
獭肝　广三七各五钱

用白菊花二两、桑叶二两熬膏，将阿
胶化②入和药，炼蜜为丸。日三服，每服

---

① 汤：李本作"丸"。

② 化：崇文坊本作"炖化"。

一丸。

[四生丸]　治热血妄行而为吐衄。

生地黄　生荷叶　生侧柏叶　生艾叶各等分

同捣极烂，为丸如鸡子大。每服一丸，水煎去渣。

[生地黄汤]　治肾火铄金。

生地三钱　牛膝　丹皮　黑山栀各一钱　丹参　元参　麦冬　白芍各一钱半　郁金　广三七　荷叶各七分

加陈墨汁、清童便各半杯，冲服。

[人参养荣汤]　治气虚荣卫不固。

白芍二钱　人参　蜜炙黄芪　当归　白术　熟地各一钱五分　炙甘草　茯苓　远志各七分　北五味　桂心　陈皮各四分

加姜一片，枣二枚。

[百药煎散]　治咽痛。

百药煎五钱　硼砂一钱五分　甘草二钱

共为末。米饮调下。

[通音煎]　治音哑。

白蜜一斤　川贝二两　款冬花二两　胡桃肉十二两,去皮,研烂

上将川贝、款冬为末,四味和匀,饭上蒸熟。开水服。

[秘精丸]　理脾导湿,治浊固精。

白术　山药　茯苓　茯神　莲子肉各二两　芡实四两　莲花须　牡蛎各一两五钱　黄柏五钱　车前子三两

共为末,金樱膏为丸。

[泽兰汤]　治经闭,调血脉。

泽兰二钱　柏子仁　当归　白芍　熟地　牛膝　茺蔚子各一钱五分

[补天大造丸]　补①五脏虚损。

人参二两　蜜黄芪　蒸术各三两　炒枣仁　当归　山药　茯苓各一两五钱　枸杞子　大熟地各四两　河车一具　鹿角一斤　龟板八两,与鹿角共熬膏

以龟板鹿胶和药,炼蜜为丸。

[普济消毒饮]　治大头疫症,喉风发

---

① 补:崇文坊本作"治"。

笔花医镜

028

癍等症。

甘草　桔梗　酒芩　酒黄连各二钱
马勃　元参　橘红　柴胡各五分　薄荷六分
升麻二分　连翘　牛蒡子各八分

[神术散]　治时行不正之气，满闷吐
泻，发热伤食。

苍术　陈皮　厚朴各二斤　炙甘草十二
两　藿香八两　砂仁四两

共为末。每服二三钱。

[治疫清凉散]　治疫邪入里，胀闷谵
狂诸症。

秦艽　赤芍　知母　贝母　连翘各一
钱　荷叶七分　丹参五钱　柴胡一钱五分　人
中黄一①钱

[葛根治痢散]　治痢初起，赤白皆效。

葛根一钱五分　酒炒苦参八分　陈皮一
钱　赤芍　陈松萝茶　炒麦芽　山楂各一
钱二分

上为细末，煎服。

_____

① 一：李本作"二"。

有火者,加川连五分。

[治痢奇方] 治暑痢。

川连六分　酒芩　厚朴　归身　白芍各一钱五分　山楂三钱　甘草五分　桃仁　青皮　红花各八分　枳壳　地榆各一钱　槟榔一钱二分

如白痢,加木香六分。

[朴黄丸] 治坚积作痢,腹痛拒按。

陈皮　厚朴各十二两　大黄一斤四两广木香四两

荷叶水为丸。

[补中益气汤] 中气下陷,以此升之。

黄芪一钱五分　土炒白术　人参　当归　炙草各一钱　柴胡　升麻各三分　陈皮五分

加生姜一片,大枣二枚。

[开噤散] 治噤口痢。

人参　姜汁炒黄连各五分　石菖蒲七分丹参三钱　石莲子　茯苓　陈皮　冬瓜

仁去壳,各一钱五分　陈米二①撮　荷叶蒂两个

[止疟丹]　治疟二三发后,以此止之。

火酒炒常山　草果仁去壳　半夏曲姜
炒　香附米酒炒　青皮醋炒,各四两　真六神曲
十二两②

为末,用米饮糊丸。清晨面东服。

[和中丸]　治腹胀食积。

土炒白术四两　炒扁豆三两　茯苓
砂仁各一③两五钱　半夏一两,姜汁炒　面炒枳
实　炒神曲　炒麦芽　炒山楂　姜汁炒
香附　丹参酒蒸,各二两　陈皮　五谷虫炒焦
黄色,各三两

上为末,荷叶一枚,煎水为丸。

[白术丸]　治气虚中满。

白术　茯苓　陈皮各二两　砂仁　神
曲各一两五钱　五谷虫四两

用荷叶、老米煎水为丸。

[金匮肾气丸]　治肾经积水。

---

①　二:李本作"一"。

②　十二两:李本作"二两"。

③　一:原缺,据李本补。

此即六味丸加附、桂、车前、牛膝。

大熟地_{八两}　山药_{四两}　山萸肉　丹皮　泽泻　车前子　牛膝_{各二两}　茯苓_{六两}　肉桂_{一两}　附子_{一两}

如水肿，用五加皮八两煮水，炼蜜为丸。

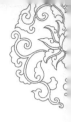

卷　之　二

心　　部^{手少阴属脏}

心体属火，位南方，色现赤，胸下岐骨陷处，其部位也。凡额上，手、足心，皆其所辖。得血以养之，方能运慧思，用才智。

心无表症，皆属于里。

心之虚，血不足也。脉左寸必弱，其症为惊悸、为不得卧、为健忘、为虚痛、为怔忡、为遗精。

惊悸者，惕惕然恐，神失守也，七福饮、秘旨安神丸主之；不得卧者，思虑太过，神不藏也，归脾汤、安神定志丸主之；健忘者，心肾不交，神明不充也，归脾汤、十补丸主之；虚痛者，似嘈似饥，似手撼心，喜得手按，洋参麦冬汤主之；怔忡者，气自下逆，心悸不安，归脾汤主之；遗精者，或有梦，或无梦，心肾不固也，清心丸、十补丸主之。

心之实，邪入之也。心不受邪，其受者，胞络耳。脉左寸必弦而大，其症为气滞、为血痛、为停饮、为痰迷、为暑闭、为虫啮。

气滞者，或食胀、或怒冲烦闷而痛，沉香降气散主之；血痛者，血凝于中，痛有定处，转侧若刀针刺，手拈散主之；停饮者，干呕吐涎，痛作水声，小半夏加茯苓汤主之；如有饮囊，则加苍术，名倒仓法；痰迷者，顽痰壅闭，不省人事，清膈煎灌之；暑闭者，汗喘昏闷，先以消暑丸灌之，再用香薷饮加益元散；虫啮者，饥时作痛，面白唇红，化虫丸主之。

心之寒，脉左寸必迟，其症为暴痛。

暴痛者，肢冷气冷，绵绵不休，姜附汤加肉桂主之。

心之热，火迫之也。脉左寸必数，舌尖赤，其症为目痛、为重舌木舌、为烦躁、为不得卧、为癫狂、为谵语、为赤浊、为尿血。

目痛者，赤肿羞明，导赤散加连翘、菊花、蝉蜕主之；重舌、木舌者，泻心丸主之；烦

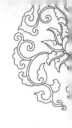

躁者,泻心丸加竹卷心主之;不得卧者,暑热乘心也,导赤散加益元散主之;癫狂者,弃衣骂詈,生铁落饮主之;谵语者,邪热攻心也,泻心丸主之;赤浊者,草薢分清饮加灯心、丹参主之;尿血者,阿胶散主之。

心部药队

[补心猛将]　北五味。

[补心次将]　枣仁、柏子仁、远志、丹参、龙眼、麦冬、当归、白芍、茯神。

[泻心猛将]　石菖蒲、黄连、木通、朱砂、犀角。

[泻心次将]　山栀仁、连翘心、通草、车前子、竹卷心、灯心、莲子心。

心部列方

[七福饮]　治心血虚而惊悸者。

人参　熟地各三钱　当归　枣仁各二钱

白术炒一钱五分　炙甘草一钱　远志五分

[秘旨安神丸]　治惊悸神魂失守者。

人参　枣仁　茯神　制半夏各二钱

当归　炒白芍　橘红各一钱五分　五味子十粒　炙草五分　生姜三片

[归脾汤]　养血安神。

人参　白术　当归　白芍　枣仁各一钱五分　黄芪半钱　远志七分　炙草五分　元眼肉五枚

[安神定志丸]　治心惕不卧。

茯苓　茯神　人参　远志各一两　石菖蒲　龙齿各五钱

蜜为丸，以辰砂为衣。每服二钱。

[十补丸]　治血气大亏之症。

黄芪　白术　萸肉　杜仲　续断　枣仁各一两　大熟地三两　人参　当归　白芍　远志各一两　茯苓　山药各一两五钱　北五味　龙骨　牡蛎各七钱五分

[洋参麦冬汤]　治心经虚热而痛者。

洋参　麦冬　当归各二钱　生地三钱　白芍　丹参　钗石斛各一钱五分　犀角　甘草各五分

[清心丸]　清心火止梦泄。

生地四两　丹参二两　黄柏五钱　牡蛎

山药　炒枣仁　茯苓　茯神　麦冬各一两五钱　北五味　车前子　远志各一两

用金樱膏为丸。每服三钱。

[沉香降气散]　治气滞心痛。

沉香三钱　砂仁二①钱　炙草五钱　盐水炒香附五两　酒炒元胡索一两　煨净川楝子一两

共为末。每服二钱，淡姜汤下。

[清膈煎]　治痰壅心膈。

制胆星一钱　白芥子二钱　海石三钱陈皮　木通　川贝各二②钱

[化虫丸]　治虫积心腹诸痛。

芜荑　白雷丸各五钱　槟榔二钱五分雄黄一钱五分　木香　白术　陈皮各三钱炒神曲四钱

以百部二两，熬膏糊丸。每服一钱五分，米饮下。

---

① 二:李本作"七"。

② 二:李本作"一"。

[姜附汤]　治寒厥心痛。又真心痛，手足青至节，宜用本方大剂饮之，或救十中之一二。痛而喜按者更加人参。

干姜　熟附子各三钱

水煎服。

[导赤散]　治热闭小便不通。

麦冬三钱　木通一钱　生地三钱　甘草四分　竹叶十片　车前　赤茯苓各一钱五分。

[泻心丸]　治心火。

川黄连五钱

为末。灯草汤下。

[生铁落饮]　治心热癫痫。

天冬　麦冬　川贝各三钱　胆星　橘红各一钱　远志　石菖蒲　连翘　茯苓茯神各一钱　元参　钩藤　丹参各一钱五分　辰砂三分

用生铁落煎熬三柱线香，取此水煎服。

[萆薢分清饮]　治心移热膀胱而为赤浊者，并治诸淋。

川草薢二钱　炒黄柏　石菖蒲各五分
茯苓　白术各一钱　莲子心七分　丹参　车
前子各一钱五分

[阿胶散]　治尿血。

阿胶一钱　丹参　生地各二钱　黑山栀
血余　丹皮　麦冬　当归各八分

手拈散以下俱见首卷方,小半夏加茯
苓汤、消暑丸、香薷饮、益元散。

肝　　部足厥阴属脏

肝与胆相附,东方木也,其性刚,赖血
以养。自两胁以下及小腹阴囊之地,皆其
部位,最易动气作痛,其风又能上至巅顶
而痛于头。色属青,常现于左颧目眦,于
妇人为尤甚。

肝无表症,皆属于里。

肝之虚,肾水不能涵木而血少也。脉
左关必弱,或空大。其症为胁痛、为头眩、
为目干、为眉棱骨眼框痛、为心悸、为口
渴、为烦躁发热。

胁痛者，血不营筋也，四物汤主之；头眩者，血虚风动也，逍遥散主之；目干者，水不养木也，六味地黄丸主之；眉棱骨眼框痛者，肝血虚，见光则痛，逍遥散主之；心悸者，血少而虚火煽也，七福饮主之；口渴者，血虚液燥也，甘露饮主之；烦躁发热者，虚火亢也，六味地黄丸主之。

肝之实，气与内风充之也。脉左关必弦而洪。其症为左胁痛、为头痛、为腹痛、小腹痛、为积聚、为疝气、为咳嗽、为泄泻、为呕吐、为呃逆。

左胁痛，肝气不和也，柴胡疏肝散、瓜蒌散并主之；头痛者，风热也，清空膏主之，或柴胡疏肝散；腹痛者，肝木乘脾也，芍药甘草汤主之；小腹痛者，癥瘕之气聚也，奔豚丸主之，有热者去附桂；积聚者，肝积在左胁下，名曰肥气，和中丸加柴胡、鳖甲、青皮、莪术主之；疝气者，气结聚于下也，橘核丸主之，寒则加吴茱萸、肉桂；咳嗽者，木火刑金也，止嗽散加柴胡、枳壳、赤芍主之；泄泻者，木旺克土也，四君子汤加柴胡、木香主之；呕吐者，木火凌胃也，二陈汤加炒黄连主之；呃逆者，气郁

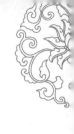

火冲也,橘皮竹茹汤主之。

肝寒之症,脉左关必沉迟,其症为小腹痛、为疝瘕、为囊缩、为寒热往来。

小腹痛者,寒结下焦也,暖肝煎、奔豚丸主之;疝瘕者,寒气结聚也,橘核丸加吴茱萸、肉桂主之;囊缩者,寒主敛,故缩也,奔豚丸、四逆汤主之;寒热往来者,欲化疟也,小柴胡汤主之。

肝热之症,脉左关必弦数,其症为眩晕、为目赤肿痛、为口苦、为消渴、为头痛、为胁痛、为瘰疬、为聤耳、为筋痿拘挛、为气上冲心、为偏坠、为舌卷囊缩、为小便不禁。

眩晕者,风热上升也,逍遥散主之;目赤肿痛者,风热①入目也,蝉花无比散主之;口苦者,胆味苦,肝热胆亦热也,小柴胡汤主之;消渴者,风燥其液也,一柴胡饮主之;头痛者,火上冲也,柴芩煎主之;胁痛者,肝火郁也,柴胡疏肝散加瓜蒌霜主之,左金丸亦可;瘰疬者,血燥筋急而生也,消瘰丸主之,兼服

---

① 热:李本作"火"。

逍遥散；聤耳者，风热相搏，津液凝聚而痒痛也，逍遥散去白术加荷叶、木耳、贝母、香附、菖蒲主之；筋痿拘挛者，血气热也，五痿汤加黄芩、丹皮、牛膝主之；气上冲心者，火逆也，柴芩煎主之，甚则小承气汤；偏坠者，热而睾丸舒纵也，柴胡疏肝散主之；舌卷囊缩者，邪入厥阴，血涸也，大承气汤主之；小便不禁者，肝气热，阴挺失职也，逍遥散主之。

肝部药队

[补肝猛将]　枸杞、北五味、乌梅。

[补肝次将]　山茱萸、菟丝子、首乌、当归、沙苑蒺藜、白芍、鳖甲、龙骨、牡蛎、木瓜。

[泻肝猛将]　郁金、桃仁、青皮、莪术、沉香。

[泻肝次将]　郁金、木香、延胡索、柴胡、山栀、川芎、川楝子、赤芍药、瓜蒌壳、白蒺藜、陈佛手、钩藤。

[凉肝猛将]　龙胆草、胡黄连。

[凉肝次将]　羚羊角、夏枯草、石决

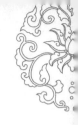

明、青蒿、菊花。

[温肝猛将]　肉桂、桂枝、吴茱萸、细辛、胡椒、骨碎补。

[温肝次将]　菟丝子、艾叶、山茱萸、茴香。

肝部列方

[甘露饮]　治血虚胃热。

枇杷叶　生地　熟地　天冬　麦冬黄芩　石斛各一钱　甘草五分　枳壳八分

[柴胡疏肝散]　治肝气左胁痛。

柴胡　陈皮各一钱二分　川芎　赤芍枳壳　醋炒香附各一钱　炙草五分

[瓜蒌散]　治肝气燥急而胁痛。

大瓜蒌一枚,连皮捣　甘草二钱　红花七分

水煎服。

[清空膏]　治肝经风热久升为头痛。

羌活　防风各六分　柴胡五分　黄芩一钱二分　川芎四分　炙草一钱　薄荷三分　酒炒黄连六分

[芍药甘草汤]　治木侮土而腹痛。

酒炒白芍三钱　炙甘草一钱五分

[奔豚丸]　治小腹气结作痛。

川楝子一两　茯苓　橘核各一两五钱
肉桂三钱　附子　吴茱萸各五钱　荔枝核八
钱　小茴香　木香各七钱

[橘核丸]　通治七疝。

盐酒炒橘核二钱　小茴香　川楝子
桃仁　醋炒香附　山楂各一两　木香　红
花各五钱

以神曲三两,打糊为丸。

[二陈汤]　治胃经寒痰。

半夏　茯苓　陈皮各一钱　炙草五分
生姜六①片,大枣二枚。

[橘皮竹茹汤]　治气郁火冲呃逆。

陈皮二钱　竹茹一团　半夏　人参
甘草各一钱

[暖肝煎]　治肝肾阴寒,小腹疼痛、
疝气。

————————
①　六:李本作"二"。

当归　枸杞_{各三钱}　茯苓　小茴香

乌药_{各二钱}　肉桂　沉香_{各一钱}

加姜三片。

[蝉花无比散]　治目赤肿痛。

蝉蜕_{二两}　羌活_{一两}　川芎　石决明

防风　茯苓　赤芍_{各一两五钱}　白蒺藜_八

_两　炙甘草　当归_{各三两}　米泔浸苍术_{一两}

为末。开水服。

[一柴胡饮]　治外有邪而内有火,及

肝燥胃渴。

生地_{三钱}　白芍_{二钱}　黄芩_{一钱五分}

柴胡　陈皮_{各八分}　甘草_{五分}

[柴胡黄芩煎①]　治内火上冲,或为

痫疟头痛诸症。

柴胡_{二钱}　黄芩　栀子　泽泻_{各一钱五}

_分　木通枳壳_{各一钱}

[左金丸]　治肝气痛。

川黄连_{一钱}　吴茱萸_{七分}

_____

① 柴胡黄芩煎:李本作"柴芩煎"。据文义当
以李本为胜。

[消瘰丸]　治瘰疬。初起即散，久服亦消。

蒸元参　醋煅牡蛎　蒸川贝母各四两

蜜为丸。每服三钱。

[五痿汤]　治五脏受热而痿。

人参　白术　茯苓各一钱　炙草四分

当归一钱五分　苡仁三钱　麦冬二钱　黄柏

知母各五分

四物汤、逍遥散、六味地黄丸、和中丸、止嗽散、四君子汤、小柴胡汤、四逆汤、大承气汤、小承气汤，以上诸方俱见卷一。七福饮见心部方。

脾　部足太阴属脏

脾属土，中央黄色，后天之本也。下受命门之火，以蒸化谷食；上输谷食之液，以灌溉脏腑。故人生存活之原，独脾土之功为最大。然其性喜燥而恶湿，一受湿渍，则土力衰，而肝木即乘以侮之。位中焦，眼胞、鼻准及四肢，皆其分野。与胃相表里,故其药略同。

脾无表症,皆属于里。

脾虚者,右关脉必细软。其症为呕吐、为泄泻、为久痢、为腹痛、为肢软、为面黄、为发肿、为肌瘦、为鼓胀、为恶寒、为自汗、为喘、为积滞不消、为饮食化痰、为脱肛、为肠血。

呕吐者,中空也,六君子汤加煨姜主之;泄泻者,土不胜湿也,五味异功散加木香主之;久痢者,气虚下陷也,补中益气汤主之;腹痛者,肝木乘脾也,芍药甘草汤加木香主之;肢软者,脾属四肢也,五味异功散主之;面黄者,本色虚陷也,六君子汤主之;发肿者,皮不亮,手按成窟,补中益气汤去升、柴主之;肌瘦者,脾主肌肉也,十全大补汤主之;鼓胀者,中空无物,气虚也,六君子汤主之;恶寒者,阳虚不达于表也,附子理中汤主之;自汗者,脾主肌肉,表虚不摄也,五味异功散加黄芪、五味主之;喘者,土不生金也,五味异功散加北五味、牛膝主之;积滞不消者,化谷无力也,六君子汤加谷芽、砂仁、肉桂主之;饮食化痰者,土

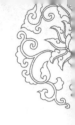

不胜湿也,六君子汤主之;脱肛者,气虚下陷也,补中益气汤主之;肠血者,脾不统血也,归芍六君子汤主之。

脾实者,右关必洪实。其症为气积、为血积、为食积、为痞积、为虫积、为痰饮、为蛊胀、为腹痛、为不能食。

气积者,气郁发闷也,沉香降气丸主之;血积者,蓄血作痛如刺,有定处也,泽兰汤主之;食积者,坚滞胀满也,大和中饮主之;痞积者,血滞成痞,癥瘕痃癖可按也,太无神功散、和中丸主之;虫积者,湿热所化也,唇内有白点,化虫丸主之;痰饮者,或停心下,伏两腋有声,咳则痛,小半夏加茯苓汤主之;蛊胀者,中实有物,非蛊即血也,和中丸主之;腹痛者,中有滞也,香砂二陈汤加山楂、麦芽、厚朴主之;不能食者,食未消也,保和丸主之。

脾寒之症,右关必沉迟,唇舌必白。其症为呕吐、为泄泻、为白痢、为腹痛、为身痛、为黄疸、为湿肿、为肢冷、为厥脱。

呕吐者,食不消而反胃也,平胃散主之;泄泻者,土失职也,六君子汤加炮姜主之;白痢者,积寒伤气也,六君子汤加木香主之;腹痛者,绵绵不减,香砂理中汤主之,如挟食拒按,木香丸;身痛者,拘急为风,重坠为湿,风用香苏散,湿用苍白二陈汤;黄疸者,土为湿制,有阴寒之象,熏黄色黯,茵陈五苓散;湿肿者,不烦渴,喜热,五苓散主之;肢冷者.阳气不营于四末也,附子理中汤主之;厥脱者,气衰火息也,附子理中汤加大剂人参主之。

脾热之症,右关必数,舌苔薄而黄,唇赤。其症为热吐、为流涎、为洞泄、为泻渤、为赤痢、为腹痛、为目胞肿痛、为酒疸、为眩晕、为阳黄疸。

热吐者,食不得入也,橘皮竹茹汤加姜汁炒黄连主之;流涎者,睡中出沫,脾热蒸湿也,黄芩芍药汤主之;洞泄者,暑湿胜土,一泄如注也,四苓散加益元散主之;泻渤者,暑湿内搏,利如蟹渤,将变痢也,黄芩芍药汤主之;赤痢者,暑热伤血也,治痢奇方主之,或葛根治痢散,噤则开噤散;腹痛者,乍作乍止,芍药甘草汤加黄连清之;目胞肿痛者,火上升也,柴苓煎主之;酒疸者,酒湿积而为疸也,加味枳术汤加茵陈、葛根主之;眩晕者,酒湿生热上蒸也,葛花清脾汤主之;阳黄疸者,黄如橘皮有光,目溺皆黄,栀子柏皮汤主之,如便闭,茵陈大黄汤。

脾部药队

[补脾猛将]　白术、黄精。

[补脾次将]　山药、扁豆、苡仁、大枣、炙甘草。

[泻脾猛将]　枳实、莱菔子。

[泻脾次将]　神曲、麦芽、山楂、枳壳、厚朴、大腹皮、使君子、白芷、鸡内金、陈皮、槟榔。

[凉脾猛将]　大黄、黄芩、瓜蒌霜。

[凉脾次将]　黄柏、山栀、知母、银花、武夷茶。

[温脾猛将]　附子、干姜、巴豆、肉豆蔻、草果、苍术、胡椒。

[温脾次将]　木香、煨姜、乌药、藿香、益智仁、砂仁、白蔻仁、芜荑、焦谷芽、川椒。

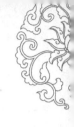

脾部列方

[归芍六君子汤]　治脾阴虚弱，下血。

归身　白芍各二钱　人参　白术　茯苓各一钱五分　陈皮　半夏各一钱　炙草五分

[大和中饮]　治食积胀闷。

枳实一钱　厚朴一钱五分　麦芽　楂炭各二钱　陈皮一钱　砂仁八分　泽泻一钱

[太无神功散]　治一切痞积。

地扁蓄　瞿麦穗　麦芽各五钱　神曲二钱五分　沉香　木香各一钱五分　炙草五钱　酒蒸大黄二两

共为末。每服二三钱，灯心竹叶汤下，女人红花当归汤下①。

[香砂二陈汤]　治脾滞腹痛。

木香一钱　砂仁一钱　制半夏　陈皮　茯苓　炙草各一钱五分

加生姜一片，大枣二枚。

[苍白二陈汤]　治受湿身痛。

---

①　下：原脱，据崇文坊本补。

即前方去木香、砂仁,加苍术、白术各一钱。

[保和丸]　治伤食。

麦芽　山楂　莱菔子　厚朴　香附各一钱　炙草　连翘各五分　陈皮一钱五分

水煎服亦可。

[香砂①理中汤]　治脾寒腹痛。

木香二②钱　砂仁一钱　人参　白术各二钱　干姜　炙草各一钱

[木香丸]　治寒积腹痛拒按,名曰阴结。

木香　丁香各一钱五分　干姜三钱　炒麦芽五钱　陈皮三钱　巴豆三十粒

以神曲煮糊为丸,每服十九。

[黄芩芍药汤]　治脾热流涎,利如蟹渤等症。

黄芩　白芍各二钱　生甘草一钱

[四苓散]　治伏暑泄泻。

_____

①　砂:原作"附",据李本及方药组成改。

②　二:李本作"一"。

白术　猪苓　木通各一钱　赤苓三钱
车前　泽泻各二钱

水煎。用益元散三钱冲服。

[加味枳术汤]　治酒疸，湿热发黄。

白术二钱　枳实　陈皮　麦芽　山楂

茯苓　神曲　连翘各一钱　茵陈　荷叶
各一钱五分　泽泻五分

如伤酒加葛根一钱。

[葛花清脾汤]　治酒湿生热生痰，头
眩头痛。

葛花一钱　枳椇子① 三钱　赤苓三钱
泽泻　茵陈　酒芩各二钱　山栀　车前子
各一钱五分　橘红　厚朴各一钱

[栀子柏皮汤]　治郁热在里而发黄
疸，名曰阳黄。

栀子三钱　黄柏二钱　炙草一钱

六君子汤、五味异功散、补中益气汤、
十全大补汤、附子理中汤、泽兰汤、和中

---

①　枳椇(jǔ)子：又名"金钩子""鸡距子"，功
能为清利湿热，解酒毒。

丸、小半夏加茯苓汤、平胃散、香苏散、五苓散、茵陈五苓散、益元散、葛根治痢散、治痢奇方、开噤散，以上诸方俱见首卷；沉香降气丸、化虫丸二方见心部；芍药甘草汤、橘皮竹茹汤、柴苓煎，三方见肝部。

肺　部手太阴属脏

肺主气，属西方而色白，其形如华盖，为诸阳之首。凡声之出入，气之呼吸，自肺司之。其性娇嫩，故与火为仇。其体属金而畏燥，故遇寒亦咳。凡目白及右颊鼻孔，皆其分野。然肺气之衰旺，关乎寿命之短长，全恃肾水充足，不使虚火烁金，则长保清宁之体，而寿臻永固。

肺有里症，亦有表症，肺主皮毛故也。

邪在表，右寸脉必浮。其症为发热、为喷嚏鼻塞、为咳、为嗽、为畏风、为胸满痛、为喉疼、为鼻燥、为伤暑风、为中时疫。

发热者，腠理闭也，香苏散主之；喷嚏鼻塞者，肺窍受邪也，二陈汤加苏叶、生姜主之；咳者，无痰而有声，气为邪遏也，桔梗前胡汤主之；嗽者，有声而有痰，液已化痰也，止嗽散主之；喘者，风寒闭塞也，加味甘桔汤主之；畏风者，邪在皮毛也，香苏散主之；胸满痛者，气郁而胀也，加味甘桔汤主之；喉疼者，邪化火而内陷也，加味甘桔汤主之；鼻燥者，邪化火而液干也，贝母瓜蒌散主之；伤暑风者，恶寒头痛而烦渴，香薷饮加荆芥、秦艽主之；中时疫者，初头痛发热，渐呕恶胸满，或胀闷谵狂，唇焦口渴，先用香苏散，次则神术散，又治疫清凉散，便闭加大黄。

肺虚之症，右寸脉必细。其症为自汗、为咳嗽、为气急、为咯血、为肺痿、为虚劳。

自汗者，气虚表不固也，八珍汤加黄芪、北五味、麦冬主之；咳嗽者，肺虚不宁也，五味异功散主之；气急者，金不生水而虚火上炎也，知柏八味丸主之；咯血者，阴虚动火也，初用四生丸，兼用生地黄汤；肺痿者，火刑金而叶焦也，五痿汤加天冬、百合主之，或紫菀散、人参燕窝百合汤亦可；虚劳者，吐血而成，月华丸、归脾汤、六味地黄汤并主之。

肺实之症,脉右寸必有力。其症为气闭、为痰闭、为暑闭、为水闭发喘、为风闭、为火闭、为咽痛、为右胁痛、为肺痈。

气闭者,气壅塞其络而满闷也,加味甘桔汤主之;痰闭者,顽痰壅塞也,清膈煎主之;暑闭者,暑邪中肺而烦渴也,消暑丸加香薷、木通主之;水闭发喘者,胃经蓄水,作肿而浸肺也,五皮饮主之;风闭者,风郁於肺而哮嗽也,麻黄汤主之;火闭者,火郁于肺而喘胀也,白虎汤加桑皮、葶苈主之;咽痛者,诸闭皆能作火也,加味甘桔汤主之;右胁痛者,肝移邪于肺也,推气散主之;肺痈者,隐隐而痛,吐痰腥臭也,桔梗汤主之。

肺寒之症,外感居多,脉右寸必迟。其症为清涕、为咳嗽、为恶寒、为面色痿白。

清涕者,寒搏其液也,二陈汤加苏梗主之;咳嗽者,金畏寒也,止嗽散主之;恶寒者,阴忌其类也,香苏散主之;面色痿白者,寒伤正气也,六君子汤主之。

肺热之症,脉右寸必数。其症为目

赤、为鼻衄、为咽痛、为吐血、为咳嗽浓痰、为酒积、为龟胸、为小便不利、为便血。

目赤者，火克金也，泻白散加黄芩、菊花、连翘主之；鼻衄者，血热妄行也，茜根汤主之；咽痛者，火逼咽道也，加味甘桔汤主之；吐血者，火动其血也，四生散、犀角地黄汤主之；咳嗽浓痰者，火刑金而灼肺液也，黄芩知母汤主之；酒积者，鼻赤鼻疮，湿热内蒸也，黄芩清肺饮加葛花主之；龟胸者，肺热而胀也，白虎汤主之；小便不利者，火铄金而化源窒也，黄芩清肺饮加盐豉主之；便血者，肺与大肠相表里，火迫血行也，芍药甘草汤加黄芩、丹皮、生地主之。

肺部药队

[补肺猛将]　黄芪、人参。

[补肺次将]　党参、百合、沙参、燕窝、阿胶、怀山药、诃子、麦冬、冰糖。

[泻肺猛将]　葶苈、麻黄、白芥子、桔梗、升麻、胆星。

[泻肺次将]　苏子、牛蒡、杏仁、前

胡、紫菀、桑白皮、僵蚕、竹茹、贝母。

[凉肺猛将]　石膏、黄芩、竹沥、马兜铃、山慈菇。

[凉肺次将]　洋参、元参、山栀、花粉、天冬、地骨皮、知母、麦冬、薄荷、海石。

[温肺猛将]　麻黄、天南星、北五味。

[温肺次将]　苏梗、款冬花、制半夏、生姜、烟。

肺部列方

[桔梗前胡汤]　治肺气闭塞闷咳。

桔梗一钱　前胡　苏子　赤芍　桑白皮蜜炙　陈皮各一钱五分　杏仁三钱　姜汁炒竹茹一钱　生甘草五分

[加味甘桔汤]　治肺郁哮喘等症。

甘草五分　桔梗　川贝　百部　白前橘红　旋覆花　茯苓各一钱五分

[贝母瓜蒌散]　治肺热液干。

贝母二钱　瓜蒌仁一钱五分　胆星　黑山栀各五分　黄芩　橘红　炒黄连各一钱甘草五分

[知柏八味丸]　滋水降火。

知母　黄柏各一钱五分　大熟地四钱

萸肉　山药　茯苓各一钱五分　丹皮　泽泻

各一钱

[紫菀散]　润肺止嗽,并治肺痿。

人参五分　紫菀　知母　川贝　桔梗

茯苓　阿胶各一钱　五味子　炙草各三

分①

[人参燕窝百合汤]　润肺清金。

人参一钱(如无力,以洋参、沙参二三钱

代之)　燕窝三钱　百合五钱

共炖烂食之。

[推气散]　治右胁气痛。

枳壳　郁金各一钱　桂心　炙草各五分

桔梗　陈皮各八分　生姜二片　大枣二枚

[桔梗汤]　治肺痈。

桔梗　白及　橘红　炒甜葶苈各八②

分　甘草　贝母各一钱五分　苡仁　金银花

①　各三分:崇文坊本作"三钱"。

②　八:崇文坊本作"六"。

各五钱

[泻白散]　治肺热。

蜜炙桑白皮二钱　地骨皮三钱

[茜根汤]　治衄血神烦。

茜根　黄芩　阿胶　侧柏叶　生地

各二钱　甘草一钱

[犀角地黄汤]　治血热妄行及瘟疹。

犀角尖镑,先煎　丹皮　麦冬　白芍各

一钱五分　生地四钱

[黄芩知母汤]　治火嗽烦热。

黄芩　知母　桑白皮　杏仁　天花

粉　山栀　川贝　桔梗　生甘草各一钱

[黄芩清肺饮]　治肺热,小便不利。

栀子二钱　黄芩一钱

香苏散、止嗽散、香薷散、神术散、八
珍汤、治疫清凉散、五味异功散、生地黄
汤、月华丸、六味地黄汤、消暑丸、五皮饮、
麻黄汤、六君子汤、四生丸、白虎汤,以上
诸方俱见卷一;归脾汤、清膈煎、二方见心
部;二陈汤、五痿汤、芍药甘草汤,三方见

肝部。

肾　　部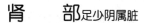

肾者，天一之水，先天之本也。位北方，故黑。其体常虚。处腰左右，介其中者，有命门火蒸化谷食，名曰真阳。肾水充足自多诞育，享大寿。凡夙夜宣劳，耄而不倦者，皆肾气之固也。好色之流，先竭肾水，丧其本矣。瞳神、下颏、两腰，皆其部位，望气者觇之。

肾无表症，皆属于里。

肾之①虚，脉左右尺常细软。其症为头痛、为耳鸣、为耳聋、为盗汗、为夜热、为健忘、为咳嗽、为喘、为吐血、为腰痛、为腿酸足软、为目视无光、为大便结、为小便不禁、为戴阳、为久痢久疟。

头痛者，血不能充髓海也，六味地黄丸主之；耳鸣者，血虚火旺也，六味地黄丸加牛膝、知母主之；耳聋者，虚闭也，六味地黄丸加

---

① 之：李本作"主"。

枸杞、人参、石菖蒲、远志主之；盗汗者，虚热也，生地黄煎、八珍汤加黄芪、北五味并主之；夜热者，虚火也，四物汤加丹皮、地骨、青蒿主之；健忘者，心肾不交也，归脾汤、十补丸主之；咳嗽者，虚火铄金也，六味地黄丸加白蜜、胡桃主之；喘者，水亏火炎也，知柏八味丸主之；吐血者，血虚血热也，生地黄汤主之；腰痛者，水不足也，六味地黄丸加杜仲、川续断主之；腿酸足软者，血不营筋也，十全大补汤主之；目视无光者，水不足也，六味地黄丸主之；大便结者，血虚液枯也，六味地黄丸加白蜜、胡桃主之；小便不禁者，肾气不约也，十补汤主之；戴阳者，阴火上亢，阴躁似阳躁也，金匮肾气丸主之；久痢久疟者，脾肾皆虚也，王母桃主之。

肾无实症。

肾之寒，肾之虚也，脉左右尺必迟沉。其症为命门火衰、为不欲食、为鸡鸣泄泻、为天柱骨倒、为蜷卧厥冷、为奔豚。

命门火衰者，虚象百出，左归饮、右归饮主之；不欲饮食者，火力微也，八味地黄丸主之；鸡鸣泄泻者，肾虚也，加味七神丸主之；天柱骨倒者,督①脉空也,右归饮主之;蜷卧厥冷者,火衰也,右归饮、理中汤并主之;奔豚者,肾气上冲也,奔豚丸主之。

肾之热,水将涸也,伤寒门有之而杂症罕见,左尺右尺必沉数,或浮而空,舌黑无液,其症为口燥咽干、为目不明、为小便不利、为小便浊、为小便出血、为大便秘。

口燥咽干者,水涸也,大承气汤主之;目不明者,目无血养也,知柏八味丸主之;小便不利者,水少也,滋肾丸主之;小便浊者,湿热结于下焦也,萆薢分清饮主之;小便出血者,肾水热也,生地黄汤主之;大便秘者,液涸也,大承气汤主之。

肾部药队

[补肾猛将]　熟地、枸杞、淫羊藿、北五味。

[补肾次将]　生地、巴戟天、首乌、杜仲、龟板、女贞、穞豆衣、海参。

[泻肾猛将]　猪苓。

_____

①　督:崇文坊本作"肾"。

[泻肾次将]　泽泻、知母、赤苓、苡仁。

[凉肾猛将]　朴硝、元明粉、苦参。

[凉肾次将]　生地、丹皮、知母、滑石。

[温肾猛将]　破故纸、鹿茸、鹿角胶。

[温肾次将]　山茱萸、菟丝子、大茴香、艾叶。

肾部列方

[生地黄煎]　治阴火盗汗。

生地　当归　炙黄芪　麻黄根　浮小麦　炙草　黄连　黄芩　黄柏各一钱

水煎服。

[王母桃]　培补脾肾。

炒冬白术　大熟地各二两　何首乌　炒巴戟　枸杞子各一两

共为细末,炼蜜为丸,如圆眼大。每用三四丸,饥时服。

[左归饮]　壮水之剂。

熟地五钱　山药　枸杞各二钱　茯苓一钱五分　山茱萸　炙草各一钱

[右归饮]　补命门真火不足。

熟地五钱　山药　枸杞　杜仲各二钱
山茱萸　肉桂　制附子　炙甘草各一钱

[八味地黄丸]　治命门火衰。

制附子　肉桂各一钱　大熟地四钱　山
药　萸肉　茯苓各一钱五分　丹皮　泽泻各
一钱

[加味七神丸]　治肾虚鸡鸣泄泻。

肉豆蔻　吴茱萸　广木香各一两　蒸
茯苓　补骨脂盐酒炒　车前子蒸,各二两　土
炒白术四两

大枣煎汤为丸。每服三钱。

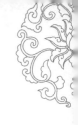

[滋肾丸]　治下焦血热,用此滋阴
化气。

黄柏　知母各二两　肉桂一钱
炼蜜为丸。

六味地黄汤、八珍汤、四物汤、十全大
补汤、归脾汤、生地黄汤、金匮肾气丸、理
中汤、大承气汤,以上诸方俱见卷一;十补
丸、草薢分清饮,二方见心部;奔豚丸见肝
部;知柏八味丸见肺部。

胃　　部 足阳明属腑

胃属中土，司受化谷食。《经》云："得谷者昌，失谷则亡。"其能受与否，生死系焉。其性与脾同，而畏木侮。舌之中及牙床并环唇而交人中，皆其分野。色现黄。

胃为阳明，有经有腑。故有表症，右关脉必浮。伤寒邪入阳明经，其症为目痛、鼻干、唇焦、嗽水不欲咽。若他表症，为面浮肿而痛、为瘰疹。

目痛、鼻干、唇焦者，邪热作火也，葛根汤主之；面浮肿而痛者，风也，葛根汤主之；瘰疹者，邪热所化也，葛根汤加牛蒡子主之。

胃之虚，其唇必白，脉右关必软弱。其症为吐、为噎膈、为不能食、为胃脘痛、为停滞、为湿肿、为痰、为嘈杂。

吐者，土虚木侮也，香砂六君子汤加柴胡主之；噎膈者，胃脘干槁也，上脘槁，能饮水而食难进，下脘槁，食可入而复出，启膈散主之，佐以四君子汤，有郁则逍遥散；不能食者，胃气虚而难受也，六君子汤主之；胃脘痛者，心悸怔忡喜按，归脾汤或四君子加柴胡、木香；停滞者，土虚不化也，枳术丸主之；湿肿者，土不胜湿也，香砂六君子汤主之；痰者，土衰湿化也，六君子汤主之；嘈杂者，躁扰不宁，得食暂已，气促食少，中虚挟痰也，五味异功散主之。

胃之实，脉右关必洪，按胸则痛。其症为结胸、为痞气、为食积、为痰饮、为水肿、为胸胀闷、为胸胀痛、为胸痛呕脓、为不得卧、为便闭、谵语发狂。

结胸者，伤寒下早，邪热结聚也，大、小陷胸汤主之；痞气者，脾之积在胃脘，腹大如盘，和中丸加厚朴主之；食积者，胀痛拒按也，保和丸主之；痰饮者，咳则痛，转侧有声，小半夏加茯苓汤主之，外台茯苓饮尤效；水肿者，先肿后喘，或肿而不喘，胃经蓄水也，五皮饮主之，甚则金匮肾气丸；胸胀闷者，积滞也，保和丸主之；胸胀痛者，蓄血也，泽兰汤主之；胸痛呕脓者，胃脘痈也，不必治而自愈；不得卧者,胃不和则卧不安也,二陈汤加砂仁主之;便闭发狂者,胃有躁矢也,大承气汤主之。

胃之寒,唇舌必白,脉右关必沉迟,其症为胃脘痛、为呕吐、为霍乱、为吞酸嗳腐。

胃脘痛者,肢冷气冷,绵绵不休,姜附汤加肉桂主之,如吐蛔,加川椒、乌梅、川连、焦术、川楝;呕吐者,食入复出也,平胃散加煨姜、砂仁主之;霍乱者,寒湿伤胃也,和胃饮主之;吞酸嗳腐者,寒不消食也,香砂二陈汤主之。

胃之热,唇舌红,口臭,脉右关必洪数。其症为三消、为嘈杂、为吐血、为齿痛、为黄胖面肿、为自汗、为舌黑燥渴、为发癍疹、为便闭、为呃逆、为头痛。

三消者,燥热结聚也。口渴消水为上消,二冬汤主之;消谷易饥为中消,生地八物汤主之;口渴、小便如膏为下消,六味地黄汤加生脉散主之;嘈杂者,烦扰不宁,口燥唇焦,痰火为患也,二陈汤加山栀、黄连主之;吐血者，胃火迫血妄行也，白虎汤主之；齿痛者，阳明有余，少阴不足也，玉女煎主之；黄胖面肿者，湿热也，和中丸主之；自汗者，热而蒸溽也，抽薪饮主之；舌黑燥渴者，胃火炽甚也，白虎汤主之；发瘢疹者，火郁而化也，初用葛根汤加牛蒡子以散之；次用犀角大青汤加石膏，或三黄解毒汤，甚则白虎汤、调胃承气汤；呃逆不止者，胃火上冲也，安胃饮主之；头痛者，头筋扛起，胃火上冲也，加味升麻汤主之。

胃部药队

[补胃猛将]　白术、黄芪、大枣。

[补胃次将]　扁豆、山药、炙甘草、龙圆、红枣。

[泻胃猛将]　石菖蒲、枳实、雷丸、白芥子、莱菔子、神曲。

[泻胃次将]　苏梗、枳壳、蔓荆子、麦芽。

[凉胃猛将]　石膏、犀角。

[凉胃次将]　花粉、葛根、香薷、石

斛、草薢、知母、芦根、竹叶。

[温胃猛将]　干姜、高良姜、益智仁、肉豆蔻、草果、丁香、木香、胡椒、辛夷。

[温胃次将]　藿香、砂仁、白蔻仁、半夏、乌药、煨姜、厚朴、川椒。

胃部列方

[枳术丸]　除胀消食。

炒枳实_{一两}　炒白术_{二两}

[大陷胸汤]　服小陷胸汤不效，以此治之。

大黄_{六钱}　芒硝_{四钱}　甘遂_{二分五厘,研冲}

[小陷胸汤]　治结胸少腹满痛，手不可近。

半夏_{二钱}　黄连_{一钱五分}　瓜蒌仁_{大者一个,杵碎}

[和胃饮]　治霍乱。

厚朴　陈皮_{各二钱}　干姜_{一钱}　炙草_{六分}

[二冬汤]　治上消。

天冬_{二钱}　麦冬_{三钱}　花粉　黄芩

知母各一钱　人参　甘草各五分

[生地八物汤]　治中消。

生地　麦冬各三钱　山药　知母　丹
皮各一钱五分　黄芩　黄连　黄柏各一钱
荷叶二钱

水煎服。

[玉女煎]　治阳明有余，少阴不足。

熟地四钱　石膏　麦冬各二钱　知母
牛膝盐水炒，各一钱五分

[抽薪饮]　治一切火盛。

黄芩　石斛　木通　栀子　黄柏各二
钱　枳壳　泽泻各一钱五分　甘草三分

[犀角大青汤]　治胃火发癍，大渴大
热，或咽痛不利。

犀角尖　大青　元参　甘草　升麻
黄芩　黄连　黄柏　人中黄　黑山栀
各一钱五分

或加石膏一两同煎。

[三黄解毒汤]　治火毒内盛。

黄连二钱　黄芩　黄柏　黑山栀各一钱

五分

[安胃饮]　治胃火呃逆。

石斛　麦芽各三钱　黄芩　泽泻　山楂各二钱　陈皮　木通各一钱

[加味升麻汤]　治胃火上冲头痛甚炽。

升麻　葛根　赤芍　甘草各一钱　石膏三钱　薄荷五分

加灯心二十节。

葛根汤、香砂六君子汤、四君子汤、逍遥散、异功散、六君子汤、和中丸、小半夏加茯苓汤、五皮饮、金匮肾气丸、泽兰汤、六味地黄丸、大承气汤、平胃散、白虎汤、调胃承气汤以上方见首卷；归脾汤、姜附汤，二方见心部；二陈汤，方见肝部；保和丸、香砂二陈汤，二方见脾部。

[外台茯苓饮]

即异功散加枳实二钱，生姜三片。用真人参。

膀　胱　部_{足太阳属腑}

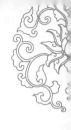

　　膀胱者，州都之官，津液藏焉，气化则能出矣。然肾气足则化，肾气不足则不化，入气不化，则水归大肠而为泄泻；出气不化，则闭塞下焦而为癃肿。小便之利，膀胱主之，实肾气主之也。伤寒传经之邪，每自膀胱入，一见太阳头痛等症，即宜发散，不使邪气入为诸经害，则膀胱为第一关隘矣。

　　膀胱为太阳腑。有表症，左尺必浮。其症为头痛、为项脊强、为身痛、四肢拘急、为发热、为恶寒无汗、为喘嗽。

　　头痛者，头脑痛而连项脊也，加味香苏散主之，甚者加羌活、葱白；项脊强者，太阳经所过之地也，香苏散主之；身痛、四肢拘急者，风伤卫，寒伤营，寒主收引也，桂枝汤主之；发热者，腠理闭塞也，香苏散主之；恶寒无汗者，寒乘表也，麻黄汤主之；喘嗽者，寒邪客于皮毛，肺气不得升降也。麻黄汤主之，轻者，止嗽散。

膀胱之虚，肾气不化也，脉左尺必细。其症为小便不禁、为劳淋、为老淋。

小便不禁者，气虚不能统摄也，十补汤主之；劳淋者，劳力辛苦，气虚不化也，补中益气汤主之；老淋者，老人思色，精不出而内败，大小便牵痛如淋，宜萆薢分清饮去黄柏，加菟丝子、远志以去其精，再服六味地黄丸。

膀胱之实，脉左尺必洪大。其症为气淋、为血淋、为关格、为膀胱气。

气淋者，气滞水道阻塞，脐下胀痛也，假苏散主之；血淋者，蓄瘀茎中，割痛难忍也，生地四物汤加红花、桃仁、花蕊石主之；关格者，溺闭而吐逆也，假苏散主之；膀胱气者，一名胞痹，气结膀胱少腹，热涩于小便也，橘核丸主之。

膀胱之寒，左尺必沉迟。其症为冷淋。

冷淋者，寒气坚闭水道，肢冷喜热也，金匮肾气丸主之。

膀胱之热，左尺必数。其症为小便不通、为膏淋、为石淋、为便脓血、为发狂。

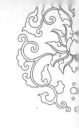

小便不通者，渴则热在上焦，四苓散加山栀、黄芩，不渴则热在下焦，滋肾丸主之；膏淋者，滴液如膏也，萆薢分清饮主之；石淋者，下如沙石也，益元散加琥珀主之；便脓血者，心气移热于膀胱也，阿胶散主之；发狂者，伤寒热结膀胱，下焦蓄血，少腹硬满也，调胃承气汤主之。

膀胱部药队

补膀胱药，即补肾之药，肾气化则小便自行。

[泻膀胱猛将]　羌活、麻黄、防己、木通、葶苈、猪苓。

[泻膀胱次将]　独活、防风、蒲黄、川楝子、前胡、藁本、泽泻、葱。

[凉膀胱猛将]　甘遂、龙胆草。

[凉膀胱次将]　车前子、茵陈、海金砂、川黄柏。

[温膀胱猛将]　吴茱萸。

[温膀胱次将]　乌药、茴香。

膀胱部列方

[假苏散]　治气淋。

荆芥　陈皮　香附　炒麦芽　瞿麦
木通　赤苓各二钱

[生地四物汤]　治血淋。

生地三钱　归身　赤芍各一钱五分　川芎
一钱

香苏散、桂枝汤、麻黄汤、止嗽散、益
元散、补中益气汤、六味地黄丸、金匮肾气
丸、调胃承气汤,以上诸方俱见首卷;十补
丸、草薢分清饮、阿胶散,三方见心部;橘
核丸见肝部;四苓散见脾部;滋肾丸见
肾部。

胆　部足少阳属腑

胆者,清虚之府,居半表半里之交,与
肝为表里。气血足则胆气壮,气血虚则胆
气怯。胆受邪即阴阳交战,而寒热往来。
故症症之来不一,而总不离乎少阳也。然
其担事之力,犹中正之官,不偏不倚,决断

出焉。

胆有表症，左关脉必浮而弦。其症为头汗、为寒热往来。

头汗者，寒邪将化火也，小柴胡汤加丹皮主之；寒热往来者，阴阳相争也，小柴胡汤主之。

胆之虚，左关脉必细软。其症为惊悸、为太息。

惊悸者，心血不足以壮之也，安神定志丸主之；太息者，气虚也，四君子汤主之。

胆之实，左关脉必洪。其症为胸满、为胁痛、为耳聋。

胸满者，邪气结聚也，小柴胡汤加枳壳、桔梗主之；胁痛者，邪入胆经，布之胁下也，小柴胡汤加山栀、枳壳主之；耳聋者，气火上冲而闭也，逍遥散加蔓荆、石菖蒲、香附主之，或小柴胡汤。

胆之寒，脉左关必迟。其症为精滑、为呕吐、为舌苔滑。

精滑者，肢肿食少，心虚烦闷，坐卧不安，温胆汤主之；呕吐者，邪正相争也，小柴胡

汤加藿香汤主之;舌苔滑者,邪未化火也,二
陈汤主之。

胆之热,脉左关必弦数。其症为口
苦、为呕吐、为盗汗、为目眩。

口苦者,热在胆,胆汁泄也,小柴胡汤主
之;呕吐者,胆移热于胃也,小柴胡汤加姜炒
竹茹主之;盗汗者,热开腠理也,小柴胡汤加
丹皮主之;目眩者,胆附于肝,肝窍在目,热故
眩也,小柴胡汤加山栀主之。

胆部药队

[补胆猛将]　乌梅。

[补胆次将]　枣仁。

[泻胆猛将]　桔梗、青皮。

[泻胆次将]　柴胡、香附、秦艽、川芎。

[凉胆猛将]　龙胆草。

[凉胆次将]　青蒿、槐实。

[温胆猛将]　肉桂、细辛。

[温胆次将]　山茱萸。

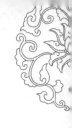

胆部列方

[温胆汤] 治胆气虚寒,梦遗、精滑等症。

制半夏一钱五分 枳实八分 陈皮 茯苓各一钱五分 人参一钱 熟地 炒枣仁各三钱 远志一钱 五味子一钱 炙甘草五分 生姜三片 枣一枚

小柴胡汤、四君子汤、逍遥散三方俱见首卷;安神定志丸见心部;二陈汤见肝部。

大 肠 部手阳明属腑

大肠者,肾阴之窍,传道之官,受事于脾胃,而与肺金相表里。故肺气虚则肠若坠,而气为之陷;肠液少则肺亦燥,而鼻为之干,其呼吸甚密迩也。然肠口上接小肠,下通谷道,为诸脏泄气之门,启闭一失职,而诸脏困矣。

大肠无表症,皆属于里。

大肠虚者,气虚也,脉右尺必沉弱。

其症为久痢、为脱肛。

久痢者,气血不足也,归脾汤、十全大补汤、补中益气汤加乌梅均可;脱肛者,气虚下陷也,补中益气汤加荷叶主之。

大肠实者,胃实移热也,脉右尺必洪实。其症为便闭、为脏毒、为燥渴、谵语发狂、为肠痈。

便闭者,实火闭也,小承气汤主之;脏毒者。肠胃不清,下如鱼肠,如豆汁也,芍药甘草主之;燥渴谵语发狂者,燥屎不出也,小承气汤主之;肠痈者,当脐而痛,溺数如淋,千金牡丹皮散主之。

大肠寒者,积冷也,脉右尺必沉迟。其症为久痢、为便血。

久痢者,腹绵绵痛,寒积在肠 ① 也,鸦胆子包粉团吞之;便血者,肢冷喜热,寒在肠也,附子理中汤加归、芍主之。

大肠热者,肺经移热居多,脉右尺必数。其症为便血、为肠风、为脱肛。

---

① 肠:原作"脏",据本书下文鸦胆子方主治改。

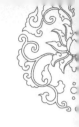

便血者,口燥唇焦,热在肠也,芍药甘草汤加黄芩、丹皮、生地;肠风者,脏腑有热,风邪乘之,故下血而腹不痛,清魂散主之;脱肛者肠有火则脱出难收,肿而痛也,三黄解毒汤加知母、荷叶主之。

大肠部药队

[补大肠猛将]　淫羊藿、粟壳。

[补大肠次将]　诃子肉、百合。

[泻大肠猛将]　大黄、桃仁、雷丸、麻仁、升麻、紫草。

[泻大肠次将]　秦艽、旋覆花、郁李仁、杏仁、大腹皮、白芷、梨汁。

[凉大肠猛将]　黄芩、黄柏。

[凉大肠次将]　地榆、槐实、知母、连翘。

[温大肠猛将]　胡椒、破故纸、枸杞。

[温大肠次将]　当归。

大肠部列方

[千金牡丹散]　治肠痈。

丹皮　苡仁各五钱　瓜蒌仁一钱五分
桃仁十二粒,研

水煎服。

如大便闭,加大黄钱半,当归三钱。

[鸦胆子方]　治久痢,寒积在肠。

用鸦胆子一个蒸透,将米粉包作团子
蒸熟

以开水圉圄吞下,空心服。

[清魂散]　治肠风下鲜血,而腹不
痛者。

荆芥炒黑,三钱　当归五钱

十全大补汤、补中益气汤、附子理中
汤、小承气汤以上诸方俱见首卷;归脾汤,
见心部;芍药甘草汤见肝部;三黄解毒汤
见胃部。

小　肠　部 手太阳属腑

小肠者,受盛之官,化物出焉。其上
口即胃下口,水谷由此而入,其下口即大
肠上口,此处泌别清浊,俾水液注入膀胱,

滓秽流入大肠,是腑中之有鉴别者,故与心相表里,脉附于膀胱而在左尺。

小肠无表症,皆属于里。

小肠虚,左尺脉必细软。其症为溺赤溺短、为腰痛。

溺赤溺短者,水不胜火也,生地黄汤主之;腰痛者,水不足也,六味地黄丸主之。

小肠实,左尺脉必洪弦。其症为小肠气、为交肠。

小肠气者,气滞下焦,脐下转痛,失气则快也,橘核丸主之;交肠者,阴阳搏逆,大小肠交也,五苓散主之。

小肠寒,左尺脉必迟。其症为咳嗽失气。

咳嗽失气者,小肠嗽也,止嗽散加芍药主之。

小肠热,左尺脉必数。其症为溺涩溺短。

溺涩短者,湿热壅滞也,导赤散主之。

小肠部药队

[补小肠猛将]　生地。

[泻小肠猛将]　木通。

[泻小肠次将]　瞿麦、海金砂、川楝子、苡仁、赤芍、赤茯苓、灯草。

小肠部列方

生地黄汤、六味地黄丸、五苓散、止嗽散,俱见首卷;导赤散见心部;橘核丸见肝部。

三　焦　部 手少阳属腑

三焦者,人生三元之气,脏腑空处是也。上焦心肺居之;中焦脾胃居之;下焦肝肾、膀胱、大小肠居之。其气总领脏腑、营卫、经络,内外、左右、上下之气,三焦通则竟体调和,斯其职已。三焦之病,属於脏腑,并无另立病名。

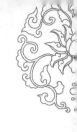

三焦部药队

[补三焦猛将]　淫羊藿、黄芪。

[泻三焦猛将]　青皮、木香。

[泻三焦次将]　柴胡、香附。

[温三焦次将]　乌药、白豆蔻、胡桃。

[凉三焦次将]　山栀、麦冬、黄柏、地骨、青蒿、连翘。

心包络部 <small>手厥阴属腑</small>

心包络者，即膻中。与心相附，居膈上，代君行事，臣使之官，喜乐出焉。其见证有手中热、心中大热、面黄目赤、心中动诸端。而要之包络之病，即心部之病也，言心不必更言包络矣。

卷 之 三

儿科证治

儿科论治

小儿之病，百倍难于方脉。其疾痛疴痒不能自言，旁人又不能代言，全恃医家以意揣之。揣之不合，杀人易于反掌。即揣得其当，而小儿纯阳之体，易虚易实，药一过分，变幻百端，此非绝顶聪明，好学深思，心知其意者，未易胜任也。至于护惜之深，姑息之至，则饱暖失宜，果物恣食，畏苦废药，或求速杂投，则又非医家之咎矣。然揣之之法，不过辨其表里虚实寒热，其法与方脉无异，其症亦与方脉同，方脉中之病，小儿亦无不有也。故不能儿科者，或能治方脉；不能方脉者，必不能治儿科。

初生保治

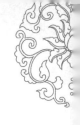

初生三朝，即用三黄汤解其胎毒。服三四日后，每日投金银花汤，至弥月而止，可保其痘稀，而少疮疹之患。若遇寒冬之月，或小儿体寒质薄，则专用金银花汤亦可。弥月间声直发搐，撮口脐风，是胎风也，俗名腹里惊。因其母肝气素郁，儿禀受之，再浴时、断脐时，或有进风，得外风则内风动，此症发之太早，泣不出声，泣而无泪者，皆难治。治法：痰盛者先治痰，火盛者先清火，或用益黄散治之。视其牙龈有泡，急以绵裹指擦破之，用青黛、冰片略涂口内为妙。至三岁以前，形质微弱，无脉可凭，但察其脉之强弱缓急而已。须更审其食指寅卯辰三关。男左女右，食指近手第一节为寅关，次节为卯关，上节为辰关。凡儿有病，必有脉纹外现。如现纹在寅关，不过卯关者易治，连卯关者难治，过辰关者更难治。若一条纹从寅关直透卯透辰者，必死。其纹青色为风，紫为泻利，青紫为肝木乘脾,红则为热,合之唇舌面色,亦可得其大概也。三岁后六七至为平脉,四五至为寒,九十至为困,脉弦急为气不和,沉缓为伤食,促结为虚惊,浮为风,沉细为寒,脉乱者不治。

外热内热辨

外热与内热不同。外热者,身终日发热,或拘束肢冷,外有清涕咳嗽,头痛鼻塞之象,内则脉浮而不渴,此外解之症也,不可用凉药,宜荆防散表之,得汗自愈。内热者,如夜热潮热,昼轻夜重,病最缠绵,或口渴,或腹胀,或盗汗,其症有因伤食停痞,伏燥伏火,阴虚阳虚等异,宜分别而治,此内热之症也,不可用表药。伤食者,保和丸加地骨皮消之;停痞者,和中丸加鳖甲、牡蛎消之;伏燥者,贝母瓜蒌散润之;伏火者,黄芩芍药汤加山栀、丹皮等清之;阴虚者,蒿皮四物汤退之;阳虚者,四君子汤养之。此等热久必伤阴,日渐削瘦,成为疳痨,慎勿忽视。

非惊论

　　方脉中有中寒中暑诸症,时医混以为中风,东垣、景岳以非风别之,善矣。儿科有急惊风、慢惊风二症,不惟惊字全无干涉,即风字亦未可混称。乃自有惊风之名,而滥以丸子相投,从此小儿之遭其劫者,亦不知万万矣。试思惊字何解?凡受吓者谓之惊,吓则神魂失守,心神恍惚,惕惕悸动,惟心虚者易犯此,在方脉中亦有之。儿科中大惊猝恐一症,即此候也,是真惊也。故用药以人参、五味、枣仁、丹参等安神定魂为主,断无有攻痰散风而能治惊症者。且风字亦有二义,在外感则为风邪,宜用表散;在内病则为肝风,宜用镇息。今混言之曰风,究竟外风乎,内风乎?治外风之药不可以治肝,治肝风之药不可以解表,甚矣哉其混也。盖世俗所谓急惊风者,痰火闭也。小儿受暑热则生火,乳积则生痰,痰火相搏,则血虚而肝失所养。肝主筋,筋脉干热则抽搐,故外作

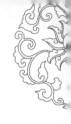

拘挛；面现青色，是肝燥而风内动，非外风也，是痰火闭其窍；其目窜牙紧发厥，非惊吓也。但利其窍，清其火，降其痰，则神清矣。此症即不医亦能自醒，而漫以惊风名之可乎？世俗所谓慢惊风者，脾虚生风也。小儿或吐或泻，久则脾虚，肝木乘之，手足微搐，是内风侮土，非外风也。阳衰神怠，气息短促，是中气脱乏，非吓惊也。宜补其脾，回其阳，则土振而木静矣。此症不补必死，而谬以惊风名之可乎？且急惊为实火症，慢惊为虚寒症，如水火然。治急惊药不可以治慢，治慢惊药不可以治急。而世俗竟有以一粒丹丸，名之曰治急慢惊风，欺人乎？欺天乎？兹特并揭之曰非惊，而分为痰火闭症，木侮土症，则为实为虚，当各求其病源而治之，而小儿庶不至于枉死。

痰火闭症

痰火之症，即俗所谓急惊风也。小儿或感风寒，或积乳食，皆能生痰。痰积则化火，或受暑热亦生火。失于清解，则火升而痰亦升。痰火上壅，闭其肺窍，则诸窍皆闭。其症目直气喘，昏闷不醒。且火甚则肝燥筋急，为搐搦掣颤、反引窜视，而八候生焉。总因痰火郁结，肝风内动而成。当其拘挛弓仰之时，但以手扶，勿可用力抱紧，伤其筋络，致成废疾。初起以通关散开其嚏，得嚏则醒。轻者利火降痰汤，重者清膈煎加石菖蒲、竹茹，或抱龙丸；醒后清热养血汤。

木侮土症

木侮土症，即俗所谓慢惊风也。小儿受暑受寒，或伤乳食，皆能作吐作泻，或吐泻交作。久则脾土虚弱，肝木乘之，其泻渐见青色，面部痿白带青，手足微搐无力，神气恹恹不振，而慢脾成矣。初起即宜异功散，吐则加藿香，煨姜；若病已数日，粪见青色，则 [1] 加木香或肉桂；若手足皆冷，脉息微细，唇舌痿白，此将脱之症，宜急用

①　则：李本作"即"。

附子理中汤,以温中回阳,尚有可救。诸脏之症皆缓,独脾病之变甚速。仅有一昼夜吐泻①而即脱者,甚②勿缓视也。

大惊猝恐

大惊猝恐,真惊也。小儿血气③未充,心神怯弱,一遇惊吓,则神魂震怖,举动失常,夜则跳醒,昼则惊惕。治宜安神魂、敛心气,七福饮、秘旨安神丸、安神定志汤皆可。心有蕴热而惊悸者,七味安神丸;神定后,气虚者,四君子汤以补其阳;血虚者,六味地黄丸以补其阴。若妄投以朱砂镇惊丸子,耗其心血,则愈发愈盛,肝风乘虚而亢,其势不可复制矣,慎之。

夜啼

夜啼之症有二:一曰脾寒,一曰心热。若仅胃停乳食,则不能安寐而已,不啼也。

---

① 一昼夜吐泻:李本作"吐泻一昼夜"。

② 甚:崇文坊本作"慎"。

③ 血气:李本作"气血"。

脾寒者，温其脾而啼止，藿香和中汤主之；心热者，清其心而啼亦止，导赤散加川连主之，或花火膏亦可。切勿乱投消痰破气之药，致损真元。

吐泻

小儿吐泻之症最多，或专吐，或专泻，或吐泻交作。止因伤食而吐泻者，腹必硬，所吐所泻，必有酸臭气，保和丸消之。因伏暑而吐泻者，小水必不利，必兼烦渴。吐则香薷饮；泻则四苓散加益元散，或导赤散加川连清之。因受寒而吐泻者，唇舌面色必痿[1]白，口不渴，四肢或冷，此症易成慢脾。始则平胃散、二陈汤加煨姜，以温其中；继则六君子汤以补其脾；若虚寒甚，则附子理中汤，不可稍缓。其因伏火而吐泻者，身必热，唇舌必赤，清[2]中饮导之；火退后，仍宜四君子汤，以养其脾。盖火吐则乳饮不得入，一入即出；寒吐则乳

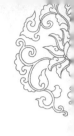
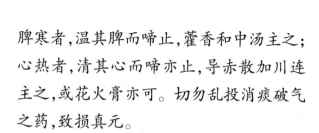

卷之三

093

---

① 痿：按医理当作“萎”。

② 清：崇文坊本作“消”。

饮受而后出，此其辨也。然吐泻久则脾胃必虚，肝木必侮，无论因何而起，凡大吐大泻之后，即有火亦清，有食亦出，速宜培补脾阳，勿使气脱。

伤暑

小儿性秉纯阳，不受火迫。一染邪暑，热焰沸张。其症肌热烦躁，口渴唇红，溺涩，急宜香薷饮调服益元散以解之。且暑中有湿，湿易伤脾，故每作泻利，甚者兼吐，治法详吐泻门。若受暑风而清涕头痛者，用香薷饮加秦艽、荆芥主之。若热动肝风而发搐厥，宜用清热汤利其暑热，而风自息。昏闷者，通关散取其嚏。切勿轻用治惊化痰之品，戕其正气，变生他症。

食积痞积虫积痰积水积

诸积皆属于脾。脾土果旺，则何物不化？至于成积，脾力之弱可知已。然积既已成，势不能不用药以消。夫欲消困脾之积，必更伤受困之脾，愿治积者必时时顾念脾土而后可。食积者，肚腹必硬，膨胀拒按，吞酸嗳腐，不思饮食，保和丸、大和中饮等消之；脾虚者，六君子汤参用。痞积者，或疟后痰结，或血裹肝气，伏于两胁下，时痛时止，和中丸消之，外贴消痞膏；气虚者，六君子汤参用。虫积者，湿热所化也。虫有九而血鳖最狠，蛔虫最驯，寸白虫上能蚀肺，柳叶虫下能蚀肝。凡患虫症，则唇内起白点。若虫长一尺，贯胃则危，冲心则死。其人日渐消瘦，虫则吸血自肥，当以化虫丸下之；腹痛则服花椒汤，虫闻椒则伏也；下后仍以异功散养脾。痰积者，饮食所积，脾不能化，则酿而为痰。其症初起时，两脉皆弦，腹渐胀大而软，急宜六君子汤加厚朴、麦芽、莱菔子等以消之。若迁延日久，则痰积愈多。一旦上涌，发为厥逆，则吐之不能，下之不得，无药可治也。水积者，即水肿之症，治法具详首卷。

疳症

疳者,干也。久热伤阴,津液干涸之症,俗名童子痨。其症总因饮食不节,积滞化火,渐或生痞生虫,致成骨蒸内热,消灼其阴。其症腹大青筋,毛直发焦,肌肤枯燥,唇舌绛红,而疳症成矣。此症阴血既槁,势已难回,况又有热未清,积未去乎?善治者,必乘其阴血未槁之时,清其火,消其积,存①其阴,调其脾胃,尚克有济。初治宜清热导滞汤;有虫者,唇内起白点,以化虫丸并②服;若阴分既虚,则用理阴和中煎;胃口不开,则并用异功散调其胃,俾得阳生阴长,庶几有救。大约此症腹软者,虽虚可治,为其能受补也;腹硬者难治,为其不可消也。

盗汗自汗

盗汗为阴虚,自汗为阳虚。然亦有秉

---

① 存:李本作"育"。

② 并:李本作"间"。

质如此，终岁习以为常，此不必治也。若平日并无此症，又非夏秋暑月，而无端盗汗者，宜四物汤加龙骨、牡蛎、浮小麦、北五味之属，以养其阴。无端自汗者，宜四君子汤加北五味、牡蛎，以养其阳，或加玉屏风散亦可。

咳嗽

小儿咳嗽，半由于风寒。初起以杏苏煎散之。痰薄者，加半夏、生姜；痰浓者，加川贝、花粉、瓜蒌仁之属。肺有火邪，则泻白散，此一定之治法也。若秋冬燥令，肺受火刑，则咳而无痰，甚者咳血。宜以贝母瓜蒌散润其肺，清肃之气下行，则咳自止。

解颅龟胸龟背

解颅者，脑盖未满，头颅不合，中陷而四角起，如古钱之形，此先天不足所致。暑月服六味地黄丸；冬春之月补天大造丸。俟气血渐充，则自合矣。龟胸者，肺热作胀,胸骨高起,须白虎汤加泻白散,以凉肺气。若喘急者,难治也。龟背者,背骨高突如龟,此先天不足,督脉为病,补天大造丸加金毛狗脊治之。

儿科列方

[三黄汤]

黄芩　黄柏　川黄连　大黄各一钱

浓煎。将丝绵作乳头状,蘸药时时令吮,每日五六回,不必尽剂。

[益黄散]　陈皮一钱　青皮　诃子肉

炙草各五分　丁香三分

[荆防散]

荆芥一钱　防风　苏梗　川芎　陈皮

各八分　杏仁二钱　甘草　姜皮各二①分

[保和丸]

山楂炭　茯苓　莱菔子各一钱五分　神

曲　半夏　陈皮　连翘各一钱

[和中丸]

---

① 二:李本作"三"。

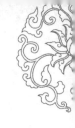

　　白术二两　　扁豆　　茯苓　　砂仁　　半夏
各一两　　枳实　　神曲　　炒麦芽　　楂炭　　香
附　　丹参各一两五钱　　陈皮　　五谷虫各二两

　　共为末。每服三钱。

　　[贝母瓜蒌散]

　　川贝二钱　　瓜蒌仁一钱五分　　山栀　　黄
芩　　橘红各一钱　　甘草五分

　　热甚加川连八分；痰多加胆星五分。

　　[黄芩芍药汤]

　　黄芩　　白芍各二钱　　甘草一钱

　　[蒿皮四物汤]

　　生地三钱　　北沙参　　炙鳖甲各二钱　　归
身　　白芍　　青蒿各一钱　　地骨皮一钱五分
丹皮八分　　甘草五分

　　[四君子汤]

　　人参　　茯苓各一钱　　白术一钱五分　　炙
甘草五分　　大枣三枚

　　[通关散]

　　细辛　　皂角各三钱　　生半夏二钱

　　共研末，吹入鼻孔取嚏。

[利火降痰汤]

黄连八分　连翘一钱五分　山栀　滑石
各二钱　木通　黄芩　枳实　瓜蒌霜　车
前各一钱　钩藤四钱　柴胡六分　甘草三分

[清膈煎]

制胆星　木通各一钱　白芥子　川贝
各二钱　海石三钱　陈皮一钱五分

[抱龙丸]

胆星二①钱　天竺黄一钱五分　雄黄
辰砂各一钱　麝香三分②

共为末，糊丸。灯心汤下。

[清热养血汤]

细生地三钱　丹参一钱五分　黑山栀
青蒿　丹皮各一钱　赤芍八分　生甘草五分

[异功散]

即前四君子汤加陈皮一钱。

[附子理中汤]

人参　白术各二钱　附子　干姜　炙

---

① 二：崇文坊本作"一"。

② 三分：崇文坊本作"一钱"。

草各一钱

[七福饮]

人参　熟地各三钱　归身　枣仁各二钱
白术一钱五分　炙草一钱　远志五分

[秘旨安神丸]

人参　枣仁　茯神　半夏各二钱　归
身　白芍　橘红各一钱五分　北五味　炙草
各五分　生姜三片

[安神定志丸]

茯苓　茯神　人参　龙齿各一钱　远志
五分

[七味安神丸]

黄连　当归　麦冬　茯苓　甘草各二
钱　朱砂三钱　冰片二分

共研末，为丸。灯心汤下一钱。

[六味地黄汤①]

熟地四钱　山药　萸肉各二②钱　丹皮
泽泻　茯苓各一钱五分

---

① 汤：崇文坊本作"丸"。

② 二：崇文坊本作"一"。

[藿香和中汤 ①]

藿香八分　厚朴　砂仁　陈皮　炙草
各五分　生姜二片

此方加苍术、白芷、苏梗、川芎、香附、
楂炭、麦芽,治感寒停食。

[导赤散]

生地二钱　木通　麦冬　车前　竹叶
各一钱　甘草三分

加灯心三十寸,虚者加人参五分。

[花火膏]

灯花三颗

煎汤。

[香薷饮]

香薷　扁豆　厚朴各一钱五分　炙草
五分

[四苓散]

白术一钱　赤苓三钱　木通　猪苓各一
钱车前　泽泻各一钱五分

[益元散]

---

① 汤:李本作"丸"。

滑石粉六钱　生甘草一钱

[平胃散]

藿香　厚朴各二钱五分　苍术八分　陈皮一钱

[二陈汤]

制半夏　陈皮　茯苓各一钱五分　炙甘草五分　生姜二片。

[六君子汤]

即前四君子汤加半夏一钱五分、陈皮一钱。

[清中饮]

川连五分　钗石斛　生谷芽各三钱　赤苓　车前各二钱　酒芩　藿香各八分

加姜汁炒竹茹一钱五分。

[清热汤]

钩藤四钱　山栀　连翘　青蒿各一钱五分　僵蚕　赤芍　香薷各一钱　滑石二钱　川连　柴胡各五分

[大和中饮]

炒麦芽　楂炭各三钱　枳实　砂仁各六

分　陈皮　厚朴　泽泻各一钱

[化虫丸]

芜荑　雷丸各五钱　槟榔　木香　白术　陈皮　神曲各三钱　雄黄一钱五分

共为末，糊丸。使君子肉三钱煎汤，送下三钱。

[清热导滞汤]

胡黄连五分　地骨皮　楂炭各二钱　青蒿　山栀　大腹皮各一钱五分　炒麦芽三钱　槟榔　厚朴　丹皮　生甘草各一钱

加红枣五枚。

[理阴和中煎]

生地　北沙参　生谷芽各二①钱　地骨皮　首乌　青蒿子　炒麦芽　穞豆衣　牡蛎各二钱　白芍　楂炭各一钱五分　厚朴　丹皮各一钱

[四物汤]

熟地四钱　归身　白芍各一钱五分　川芎一钱

———————

①　二：李本作"三"。

[玉屏风散]

生黄芪二钱　防风八分

[杏苏煎]

杏仁二钱　苏梗　前胡　赤芍　荆芥
各一钱　陈皮八分　桔梗　甘草各五分

[泻白散]

蜜炙 ① 桑白皮一钱五分　地骨皮二钱

[白虎汤]

生石膏四钱　知母一钱五分　粳米一撮
甘草五分

[补天大造丸]

人参二两　黄芪　白术各三两　当归
枣仁　山药　茯苓各一两五钱　熟地　枸杞
各四钱 ②　河车一具

用鹿角一斤、龟板八两熬膏，同为丸。

① 蜜炙：此二字李本在桑白皮后。
② 钱：李本作"两"。

卷 之 四

女 科 证 治

天台程钟龄女科一卷,悉从诸大家论说中斟酌尽善而出之,字字毫发无憾。并无近世临证指南等纤巧习气,故依治每收实功。兹卷大半宗此,以为女科正范。此外诸症,与方脉同治者,概不赘叙。

妇女证论

妇女之症,不肯对人言,与小儿之不能自言,其难治一也。医家又未便逐细询问,则更暗中摸索矣。然大要不离乎中情郁结者近是,盖妇女本坤阴吝啬之性,心地浅窄,识见迂拘①,一有逆意,即牢结胸中,又不能散闷于外,则郁久而成病矣。

①　迂拘:李本作"拘墟"。

主治之法，审无外感内伤别症，唯有养血疏肝四字。用四物汤、逍遥散之类，可以得其八九。其一切杂病，与方脉同治，兹不赘叙。若胎前产后，此其生死交关处，详叙于后，慎勿忽诸。

室女

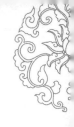

室女天癸未至，有病从幼科论。天癸既行，则与妇人同治矣。然其神完气足，经水应无愆期。其有时经闭者，若非血海干枯，必其经脉逆转。血枯则内热咳嗽，渐成怯症；经逆则为吐，为衄，血必妄行。皆非轻候也，须速治之。如或经水适来，偶阻溺窍，则小便不通，腹胀欲死，急宜通其经而便自利，用调经饮。更有心热烦闷，如嘈如饥，恹恹倦怠，此其情窦久开，欲火内炽所致。为父母者察知其意，速宜择配定期，以安其心。若溺爱久留，或不爱冰阁，势必相火刑金，咳嗽、发热、吐血而成痨瘵。慎勿选婿过备，而俾令饮恨以终也。

月经

经者,常也。月行有常度,经水有常期。其愆乎常者,皆病也。方书以趱前为热,退后为寒,此说亦难尽信。要之,察其色,总以红为正。其变为紫黑者,热也;黄如米泔者,湿也;浅淡红白者,虚也;或成块而紫黑,色黯者,寒凝也;成块而紫黑,色明者,热结也。将行而腹痛拒按者,气滞血凝也;既行而腹痛喜按者,气虚血少也;经前发热者,为血热;经后发热者,为血虚;腹胀者,为气滞;腹痛者,为血滞;泄泻者,是脾虚;溏泻者,是寒湿。凡逆行上溢而吐衄,错行下流而暴崩,皆属血热妄行,而亦有络脉伤损[1],瘀积肝旺所致。若经水过多者,色淡为虚,色深为热;或兼赤白带而下者,臭者为湿热,腥者为寒湿。

血枯与经逆者,并用益母胜金丹加牛膝主之。经阻溺窍者,调经饮并泽兰汤主之。经水紫黑者,生地四物汤加丹参、丹皮、益母

---

[1] 伤损:崇文坊本作"损伤"。

草;淡红者,八珍汤主之;黄如米泔者,六君子汤加苡仁、扁豆。寒凝成块者,四物汤加桂心、牛膝;热结成块者,生地四物汤加丹参、丹皮、益母草。气血凝滞而作痛胀者,调经饮或四物汤加延胡、香附、木香。气虚血少,而或痛或热者,四物汤加人参、白术。泄泻溏利者,六君子汤主之。血热而上下妄行者,四物汤加丹皮、阿胶、黄芩、黑山栀。络脉伤而妄行者,或喜怒,或过劳,八珍汤主之。瘀血积则血不归经,独圣丸主之。肝火旺则不能藏血者,逍遥散主之。其兼赤白带者,五苓散加减治之。

肝气

肝气者,妇女之本病。妇女以血为主,血足则盈而木气盛,血亏则热而木气亢,木盛木亢,皆易生怒,故肝气唯妇女为易动焉。然怒气泄则肝血必大伤,怒气郁则肝血又暗损。怒者,血之贼也。其结气在本位者,为左胁痛;移邪于肺者,右胁亦痛;气上逆者,头痛、目痛、胃脘痛;气旁散而下注者,手足筋脉拘挛、腹痛、小腹痛、瘰疬、乳岩、阴肿、阴痒、阴挺诸症。其变病也不一，随症而治之。

左胁痛，肝气不和，柴胡疏肝散，若七情郁结，用逍遥散、解恨煎；右胁痛，用推气散，如肝燥而皮泡胀痛者，瓜蒌散；头痛者，痛或连眉棱骨眼眶，逍遥散主之；目痛者，蒺藜汤加柴胡、山栀；胃脘痛者，沉香降气散、柴胡疏肝散并主之；手足脉筋拘挛者，肝气热也，五痿汤加黄芩、丹皮；腹痛者，木乘土也，芍药甘草汤主之；小腹痛者，疝瘕之气，橘核丸主之；瘰疬者，血燥有火也，消瘰丸散之，兼服逍遥散；乳岩者，逍遥散、归脾汤二方间服；阴肿、阴痒、阴挺诸症，逍遥散主之，甚则龙胆泻肝汤。

带下

带症有青黄赤白黑之分，亦不必分属五脏，总之，不外乎脾虚有湿而已。用五味异功散加扁豆、苡仁、山药、泽泻等，无不愈者。倘挟五色，则加本脏药一二味亦可。若有热，加黄柏、莲心为得。

青色属肝，异功散加柴胡、山栀；黄色属

脾,加石斛、荷叶、陈米;赤色属心,加当归、丹参;白色属肺,倍加苡仁;黑色属肾,加杜仲、续断。

嗣孕

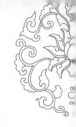

求嗣之法,别无他术,只有实心待人,广行善事而已。男子葆精,妇女调经。《诗》曰:"妇人和平,则乐有子"。男女有病,或气血不足,随症调理,无不得子者。至有孕之脉,左寸心脉动甚,为孕子之兆。心主血,心脉旺则血旺,故知有子。若两尺脉旺,与两寸迥别,亦为有子。若其流利雀啄,亦为孕脉。盖经脉闭塞不行,故脉疾而歇至,此数月之胎也。或谓两寸皆浮大,主生二男;两手皆沉实,主生二女。若经断三月,以川芎末煎艾汤,空心服之,腹内微动者,即胎也。

葆精之道,首宜寡欲,宜服药。

真水虚而左尺无力者,六味丸合五子丸,或左归丸。真火衰而右尺无力者,八味丸合五子丸,或右归丸。两尺俱无力者,十补丸

合五子丸。精薄不凝者,六味丸合五子丸,加
鱼鳔、鹿角胶之属。气虚不能射远者,赞育丹
主之。

调经之法,见于月经篇。

血热者,益母胜金丹加生地、丹皮。血
寒者,益母胜金丹加肉桂。气滞腹痛者,四物
汤加延胡、香附、木香,或调经饮。气虚者,四
物汤加人参、白术、黄芪。气血并虚者,毓麟
珠主之。

胎前诸症

妊娠之月,宜节欲食淡;勿过劳,亦勿
过佚,日常走动,以活其胎;屏绝嗔怒,以
静其性;自然易生易育,儿亦聪明多寿矣。
然儿在腹中,为时又久,一切皆能致病。
备举其症,以示治法。

恶阻者,浊气闭塞中脘,停痰眩晕,呕吐
满闷,宜二陈汤加枳壳主之;脾虚者,六君子
汤加苏梗、砂仁、香附。

胎动不安者,起居不慎也,安胎饮主之。

胎漏者,经水忽下,血沥尽则胎不保,四
物汤加防风、黄芩主之;如血虚,加茯苓、阿

胶、艾叶;气虚下陷者,补中益气汤。

子悬者,胎上逼也,紫苏饮加减主之。更有气逆而厥晕者,名曰子眩,其症甚危,亦用前药。如脾虚挟痰者,六君子汤。

胎不长者,产母宿疾所致,五味异功散或八珍汤主之。

子烦者,烦心闷乱也,四六月居多。火盛而烦,淡竹叶汤;若气滞而闷,宜二陈汤加白术、黄芩、苏梗、枳壳。

子痫者,血虚受风者,忽然口噤反张,其症最暴。受风者,羚羊角散定之;若怒动肝火者,佐以逍遥散;胎气上逆者,佐以紫苏饮。

子鸣者,小儿口中脱出胞乳,腹内哭声也。须曲腰就地,如拾物状,一二刻,疙瘩仍入儿口,即止。用四物汤加白术、茯苓,以安胎气。

子瘖者,肾脉系舌本,为胎气壅闭,故不能言,不须服药,分娩后自能言矣。

小便不通者,小肠有热也,四物汤加黄芩、泽泻主之。然有胞胎坠压,胞系缭乱,点滴不通者,名曰转胞,其祸最速,茯苓升麻汤主之,益服补中益气汤,随服而探吐之。

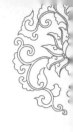

胎水肿满者，名曰子肿。由胞胎壅遏，水饮不流所致，五皮饮加白术、茯苓主之；脾虚不能制水者，六君子汤。

乳自出者，名曰乳泣。生子多不育，八珍汤补之。

热病损胎者，病热而胎损腹中也，古方用黑神散下之，或平胃散加朴消五钱下之，更稳。产母面赤舌青，其子已损；若面青舌赤，母亦难全，慎哉。

小产者，未足月而欲生，总因劳伤所致，急用安胎饮以安之。既产而腹痛拒按者，瘀血也，当归泽兰汤主之。

小产后血不止，或烦渴面赤，脉虚微者，气血大虚也，八珍汤加炮姜补之。若腹痛呕泻，脾胃虚也，香砂六君子汤加姜、桂。

临产将护法

临产之月，一宜善养。勿呆坐，勿多睡；勿饱食，常食糜粥，以解饥渴；天热则择凉处，天寒则择暖室。二宜选稳。须预请老练稳婆，备办需用之物。临产时但用老妇二人撑扶，不许多人喧闹。三宜服

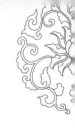

药。怀孕八月,宜服保产无忧汤二三剂,临产时再服此剂,撑开道路,则儿易生。如或连日不产,用力太早,宜服加味八珍汤,以助其力.人生人系天生人,有自然之造化,不假人力强为。其有调护失宜而为逆产者,则命在呼吸,备列方法,以保两全。

冻产者,天寒气血凝滞,难以速生。须暖其室,厚其衣服。

热产者,暑月过热,恐头目昏眩,而生血晕,宜就凉处。若水阁风雨,更宜谨避。

横生者,儿方转身,用力太急也。产母宜安然仰睡,令老练稳婆先推儿身顺直,以中指探儿肩,不令脐带扳羁,然后用脱花煎催之,产母努力,儿即须生。

倒产者,儿未转身,努力太早,手脚先出也。令稳婆轻手推入,若良久不生,稳婆手入产门,就一边拨转儿头,服脱花煎。

偏产者,儿已转身,母努力太急,逼儿头偏一边,虽露顶,非也,乃额角耳。令稳婆轻手扶正其头,儿即下。若儿顶后骨偏注谷道,露额,稳婆轻手于谷道外旁托正,产母努力,即生。

碍产者,儿转身时,脐带绊其肩,以致不生。稳婆轻手推儿向上,以中指按儿肩,脱去脐带,即生。

盘肠产者,临产子肠先出,然后生。子肠出时,以洁净漆器盛之,用蓖麻子四十九粒研烂,涂产母顶,即收肠,急洗去其药。其肠若干,以磨刀水少许温润之。又有用麻油指撚点灯,吹熄,以烟熏其鼻,肠即上。

交骨不开,有锁骨者,有血虚不能运达者,令稳婆以麻油调滑石,涂入产门,或用两指缓缓撑开①,服加味归芎汤、脱花煎。

产门不闭,气血虚也,八珍汤补之;如不应,十全大补汤。

胞衣不下者,因力乏不能努力,宜用物系定,再服归芎汤,即下。或血入胞衣,胀大不下,心腹胀痛,喘急,急用清酒送失笑丸三钱,其衣自下。如不应,花蕊石散、牛膝散亦得。

---

① 开:原作"间",据李本改。

产后诸症

产后最宜将护。一曰倚坐。上床以被褥靠之,暑月以凳靠之,不可遽然睡倒,须至十日后,方可平睡。常以手从心摩至脐下,俾瘀露下行。二曰择食。初生后宜专食粥,半月后方可食打开鸡蛋,满月后方可食羊肉、猪蹄等物。三曰避风、养神、少言语。大忌梳头濯足,恐招风湿。四曰服药。初产毕,即用生化汤或归姜汤,以驱瘀血,自然安吉。其有①他症者,随症而治之。

产后血晕者,瘀血上攻,胸腹胀痛拒按,宜归芎汤下失笑丸;若去血过多,心慌自汗,用归姜饮加人参,甚则加熟附子。

产后不语者,由心肾不交、气血虚弱所致,七珍散、归脾汤并主之;若虚火上炎,六味地黄丸。

产后发热者,若无风寒表邪之象,则血虚也,四物汤加黑姜补之,或加童便为引更效;如有脾虚伤食,用异功散加神曲、麦芽。

① 有:此下李本有"变生"二字。

大凡风寒发热,昼夜不退。若血虚与伤食发热,则晡①热晨退,然伤食更必吞酸、嗳腐、满闷,以此为别。更有气血大虚,阴躁作渴者,乃阳随阴散之危候,十全大补汤救之。

狂言如见鬼神者,有败血上冲,胸腹胀痛,宜泽兰汤并失笑丸;若血虚神不守舍,则心慌自汗,宜安神定志丸加人参、归芎治之,归脾汤亦得。

心神惊悸者,心血虚空也,七福饮、秘旨安神丸之类。

汗多变痉者,阳气大虚也,十全大补汤主之。

产后身痛,若遍身手按更痛者,瘀血凝滞也,四物汤加黑姜、桃仁、红花、泽兰化之;若身痛喜按者,血虚也,四物汤加黑姜、参、术补之;若兼风寒,必头痛鼻塞恶寒,宜古拜散加当归、川芎、秦艽、黑姜散之。

产后腰痛,若上连脊背,下连腿膝者,风也,独活寄生汤主之;若专腰痛者,虚也,八珍汤加杜仲、续断、肉桂,若恶露不尽,痛如锥刺者,速用桃仁汤化之,免作痈肿。

---

① 晡:原作"脯",据李本改。

产后心腹诸痛，受风寒者，口鼻气冷、停食者，吞酸嗳腐，俱用二香散；惟瘀血作痛，若刀锥之刺，失笑丸主之；其中气虚寒，腹中冷痛，得热则止者，理中汤加桂心；若小腹痛处有块，不可手按者，此名儿枕痛，瘀滞也，失笑丸主之。

恶露不绝者，因肝气不和，用逍遥散；因脾不统血，用归脾汤；若因瘀滞而新血不得归经，必腹痛拒按，归芎汤下失笑九。

蓐劳者，寒热食少头胀肢痛，最难调治，八珍汤养之。

喘促者，荣血暴竭，卫气无依，最为难治，六味地黄汤加人参；若肺脾两虚，四君子汤加黑姜、当归；若瘀血入肺，口鼻起黑气及鼻衄者，此肺胃将绝之候，急服参苏饮；如厥冷自汗，更加附子，间有得生者。

产后乳少，由元气虚弱，八珍汤主之；若乳房掀胀，是未通也，速宜吮通，服王不留行汤；若为儿口吹气，壅肿不通，不急治即成乳痛，速服瓜蒌乳香散，敷香附饼；若儿饮不尽，留乳作肿，亦如前治①法；亦有郁怒而乳

———————

① 治：李本无此字。

肿者,于瓜蒌乳香散内加柴胡、赤芍、橘叶、甘草。

乳痈初起,由胆胃热毒,服瓜蒌乳香散,敷香附饼即消。如已成脓,则以神仙太乙膏贴之,吸尽脓则愈矣。

乳岩初起,内结小核,不赤不痛,渐大而溃,形如熟榴,内溃深洞,此脾肺郁结,气血亏损,最为难治。初起用加味逍遥散、加味归脾汤,二方并① 服,亦可内消。及其病势既成,虽有卢扁,亦难为力。

乳卸者,乳头拖下一二尺,此肝经风热发泄,用小柴胡汤加羌、防主之,蓖麻子四十九粒、麝香一分,研涂顶心,俟乳头收上,即洗去。

妇人科列方

[益母胜金丹]　调经行血。

砂仁拌熟地　酒蒸当归　酒蒸茺蔚子　土炒上白术　酒炒香附各四两　酒炒

---

① 并:李本作"间"。

白芍　酒蒸丹参各二①两　酒蒸川芎二②两
五钱

以益母草八两,酒水各半熬膏,蜜丸。
开水下。

[独圣丸]　去瘀积。

五灵脂去土,炒烟尽

为末,醋丸。酒送下。

[蒺藜汤]　治目赤肿痛。

白蒺藜一钱五分　荆芥　赤芍各一钱
羌活　防风各七分　甘草五分

加有须葱白二段。

[龙胆泻肝汤]　治肝经湿热。

龙胆草　泽泻各一钱　车前子　木通
生地　山栀　酒炒当归　黄芩　甘草
各五分

[解恨煎]　治暴怒伤肝,气逆胀满。

陈皮　半夏　厚朴　茯苓各一钱五分
苏叶　芍药各一钱　砂仁七分

---

① 李本作"三"。
② 二:《医学心悟·妇人门》作"一"字。

如胁肋胀痛，加白芥子一钱；如胸膈气滞，加枳壳、香附、藿香。

[调经饮]　治经阻气滞而作痛者。

当归三钱　牛膝　山楂　香附各二钱
青皮　茯苓各一钱五分

[五子丸]　此方同六味丸、八味丸合成，为种子之方。

枸杞子　菟丝子各四两　五味子　车前子　覆盆子各二钱　石斛六两

熬膏，蜜丸。开水下四钱。

[赞育丹]　治男子精衰阳痿，而艰子息。

熟地　白术各八两　当归　枸杞各六两
杜仲　仙茅　韭子　巴戟肉　山茱萸
淫羊藿　肉苁蓉各四两　蛇床　附子
肉桂各二两

[毓麟珠]　治妇人气血虚而经不调，不孕者。

人参　白术　茯苓　芍药　川芎
炙草　杜仲　鹿角霜　川椒各二两　熟地

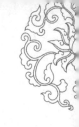

当归　菟丝子各四两

蜜丸。空心服。

[安胎饮]

当归　川芎　白芍　熟地　茯苓
阿胶各一钱　白术二①钱　炙草　艾叶各三分

[紫苏饮]

当归　川芎　紫苏各一钱　炙草　人
参　白芍各五分　大腹皮八分

加姜一片,葱白一寸。

[淡竹叶汤]

淡竹叶七片　黄芩　知母　麦冬各一钱
茯苓二钱

[羚羊角散]

羚羊角　独活　当归各二②钱　川芎
茯神　防风　炙甘草各七分　钩藤三钱
桑寄生二钱　人参八分

[茯苓升麻汤]　治妊娠小便不通。

茯苓　赤白各五钱　升麻一钱五分　当

---

①　二:李本作"三"。

②　二:《医学心悟·妇人门》作"一"字。

归二钱　川芎一钱　苧根三钱

或调琥珀末二钱服更佳。

[黑神散]　隆冬寒月,及体气虚寒者用此。

桂心　当归　芍药　炙草　干姜

生地各一两　黑豆二两　附子炮,去皮,五钱

[当归泽兰汤]

当归　泽兰　酒芍　川芎　熟地各一钱五分　延胡索　红花　香附　丹皮各五分　桃仁七粒

[保产无忧汤]　临产日,先服一二剂。

酒洗当归一钱五分　川贝一钱　黄芪八分　艾叶七分　酒芍一钱二分　菟丝子一钱四分　姜汁炒厚朴七分　甘草五分　枳壳六分　川芎一钱三分　羌活五分　荆芥八分　姜三片

[加味八珍汤]

人参　白术各一钱　茯苓八分　当归五钱　炙草三分　川芎一钱五分　酒芍二钱　熟

地一钱五分　　乳香五分　　酒炒丹参三钱　　益
母草二钱

[加味归芎汤]

当归五钱　　川芎三钱　　龟板　　童便炙三
钱　　妇人头发一握,烧灰存性

[脱花煎]　凡将产,先服此药催生最
佳。胎死腹中,加朴消三钱即下。

当归八钱　　肉桂二钱　　川芎　　牛膝各二
钱　　车前子一①钱五分　　红花一钱

[失笑丸]　治瘀血胀胞,并治儿
枕痛。

五灵脂去土,炒　　蒲黄炒,等分

为末,醋丸。每服三钱,酒下。

[花蕊石散]　服此瘀血化水,其人
即苏。

花蕊石一斤　　上色硫黄四两

为末,和匀,入瓦罐封固,用炭煅二柱
香,取研。童便酒下。

[牛膝散]　治胎衣胀急,缓则不救。

①　一:李本作"二"。

牛膝　川芎　炒蒲黄　丹皮各二两
桂心四钱　当归一两五钱

共为末。每服五钱，水煎。

[生化汤]　产后去瘀血要药。

当归二钱　黑姜五分　川芎一钱五分
益母草一钱　桃仁七粒,研

[归姜汤]　产后心慌自汗。

当归三钱　黑姜七分　炒枣仁一钱五分

[七珍散]

人参　石菖蒲　生地　川芎各一两
防风　辰砂各五钱　细辛一钱

为末。薄荷汤下。

[古拜散]　产后受风诸症。

荆芥穗

为末。每服三钱,生姜汤调下。

[独活寄生汤]

独活　桑寄生　防风　秦艽　威灵
仙　牛膝　茯苓各一钱　桂心五分　细辛
炙草各三分　当归　金毛狗脊各二钱

[桃仁汤]

炒桃仁十粒　　当归三钱　　牛膝二钱　　泽
兰三钱　　苏木一钱

[二香散]　散寒消食。

砂仁　　木香　　黑姜　　陈皮　　炙甘草
各一两　　香附三两

共为末。

[参苏饮①]

人参一两　　苏木三钱

[王不留行煎]

王不留行一钱五分　　通草一钱　　赤芍一
钱五分　　葱白头五个　　炒麦芽三钱

[瓜蒌乳香散]

瓜蒌一个　　明乳香二钱

酒煎服。

[香附饼]

香附一两　　麝香二分

共研匀，以蒲公英二两，煎酒调药
敷之。

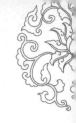

---

①　参苏饮:《医学心悟·妇人门》作"二味参
苏饮"。

[神仙太乙膏]　治一切痈疽。

元参　白芷　当归　肉桂　生地
赤芍　大黄各一两　黄丹十三两，炒，筛

用麻油二斤熬药，去渣成珠，入黄丹
熬为膏。

四物汤、逍遥散、泽兰汤、八珍汤、六
君子汤、生地四物汤即四物汤去熟地用生
地、五苓散、异功散、六味丸即六味地黄
汤、二陈汤、补中益气汤、五皮饮、平胃散、
香砂六君子汤、十全大补汤、理中汤即附
子理中汤、小柴胡汤，以上诸方俱见首卷；
柴胡疏肝散、瓜蒌散、五痿汤、芍药甘草
汤、橘核丸、消瘰丸，以上见肝部；推气散
见肺部；沉香降气丸、归脾汤、十补丸、安
神定志丸、七福饮、秘旨安神丸，以上见心
部；左归丸、八味丸、右归丸，以上见肾部。

声　明

　　由于年代久远，在本书的重印过程中，部分点校及审读者未能及时联系到，在此深表歉意。敬请本书的相关点校及审读者在看到本声明后，及时与我社取得联系，我们将按照国家有关规定支付稿酬。

天津科学技术出版社有限公司